DOCTEUR V. DU CLAUX

LA
Chronique de l'Hygiène
EN 1883

AVEC UNE PRÉFACE

DE

FRANCISQUE SARCEY

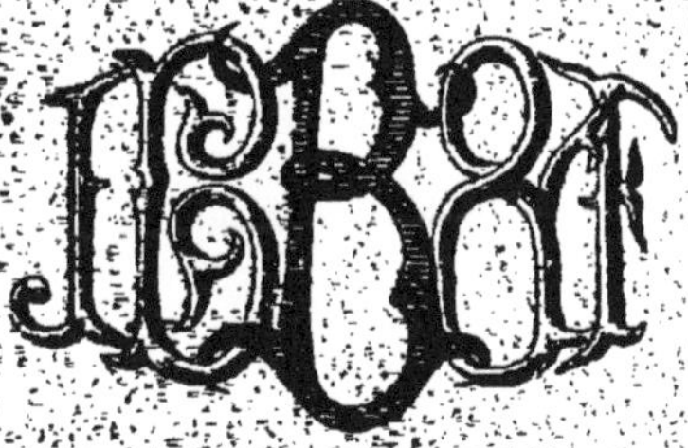

PARIS

LIBRAIRIE J.-B. BAILLIÈRE ET FILS

19, RUE HAUTEFEUILLE, PRÈS DU BOULEVARD SAINT-GERMAIN

1884

LA

Chronique de l'Hygiène

EN 1883

DU MÊME AUTEUR :

Note sur les lézards bifides. Nîmes, 1876.

Un Jeune Naturaliste. Camille Clément, sa Vie et son Œuvre. Nîmes, 1877.

L'Œuvre d'Émilien Dumas. 1878.

Notions élémentaires de micrographie (avec planches). Paris, 1878.

L'Homme et le Singe à l'Exposition Universelle. Nîmes, 1879.

De l'Influence de la température de la mère sur la vie du fœtus. Paris, 1881.

Paris. — Imp. de l'Art, J. Rouam, 41, rue de la Victoire.

DOCTEUR V. DU CLAUX

LA
Chronique de l'Hygiène
EN 1883

AVEC UNE PRÉFACE

DE

FRANCISQUE SARCEY

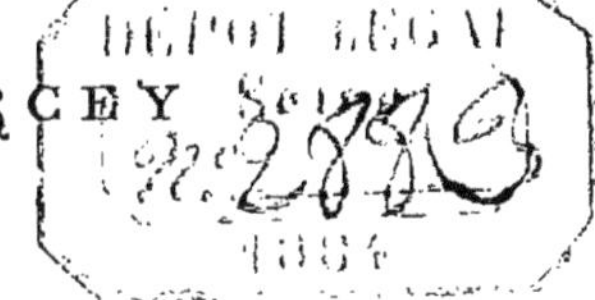

Les Odeurs de Paris.
La Fièvre typhoïde. — Le Monde des fraudeurs.
Pour les Inondés.
Experts et Expertises. — L'Affaire Monasterio.
Petits logements parisiens.
Nos Soldats au Tonkin. — L'Angleterre et le Choléra.
Le Laboratoire municipal.
Berck-sur-Mer et les Hôpitaux maritimes.
Bains publics à bon marché. — Les Accidents du travail.
Folie et Divorce. — Le Congrès de Genève.

PARIS
LIBRAIRIE J.-B. BAILLIÈRE ET FILS
19, RUE HAUTEFEUILLE, PRÈS DU BOULEVARD SAINT-GERMAIN

—

1884

A Monsieur le Professeur BROUARDEL

Mon cher Maître,

Cette Chronique, *tout entière écrite pour les* Annales *que vous dirigez, était dans votre pensée destinée à tenir nos lecteurs au courant des graves questions d'hygiène et de médecine légale qui intéressent à si juste titre les bons esprits de notre temps.*

Vous désiriez qu'elle fût rigoureusement scientifique, très renseignée, alerte dans la forme, d'une lecture à la fois fructueuse et facile. Je me suis efforcé de vous satisfaire. Mais il n'est aucun de ces articles qui ne vous appartienne plus qu'à moi-même, car vous avez constamment mis à mon service votre puissante érudition, votre inépuisable expérience, votre jugement fin, méthodique et droit.

Je suis heureux que ce volume — auquel Sarcey veut bien, avec cette bonne grâce charmante qui est la sienne, prêter l'autorité de son grand nom — me fournisse l'occasion de vous remercier de votre bienveillante direction et de vous assurer encore de la respectueuse reconnaissance de votre dévoué

Dr V. DU CLAUX.

Paris, le 1er janvier 1884.

Mon cher ami,

Vous m'avez demandé de vous donner pour votre *Chronique de l'hygiène* une préface sur cette grosse question des « Vidanges parisiennes » qui m'a toujours si vivement intéressé et que vous avez volontairement négligé de traiter dans votre intéressant volume.

Deux systèmes sont en présence. L'un qui est connu de tous les Parisiens sous le nom de *Tout à l'égout;* l'autre qui est connu de tous les spécialistes sous le nom de *Système Berlier*.

Chacun d'eux a ses inconvénients et ses avantages.

Je suis trop incompétent pour faire un choix entre l'un et l'autre. Je me suis contenté, comme c'était mon métier de journaliste, de mettre la question sous les yeux du public, laissant à de plus habiles le soin de choisir. Prenez donc dans mes articles du *XIXe Siècle* ceux qui vous plaisent le mieux; publiez-les soit en entier soit par fragments; vous en êtes le maître[1].

Après tout, je ne suis pas l'avocat d'une cause particulière; j'expose simplement un système et tâche d'éclairer l'opinion publique; vous m'y aidez, je vous en remercie.

FRANCISQUE SARCEY.

1. Nous avons choisi parmi les articles de M. Sarcey ceux qu'il avait réunis sous ce titre : *les Odeurs de Paris* et dans lesquels il exposait avec sa verve accoutumée le système de l'ingénieur Berlier. Nous les avons publiés intégralement. — V. d. C.

LES ODEURS DE PARIS

I

Il n'est personne à Paris, il n'est même personne dans une grande ville de province, que ce sujet n'intéresse. Vous êtes amenés, dans le train de la vie quotidienne, à vous en occuper sans cesse, à en causer constamment avec l'un ou avec l'autre. Ne vous étonnez donc ni ne vous scandalisez si j'y attache un moment votre attention.

Est-ce que vous n'êtes pas surpris, si par hasard vous y réfléchissez, combien, sur ce point spécial, nous sommes restés arriérés en France? Nous vivons mieux de toutes façons, cela est certain, que nos grands-pères et nos pères. Nous sommes plus délicats, plus raffinés même sur le logement, sur la nourriture, sur le chauffage, sur l'habillement, sur le service, que sais-je? Notre vie domestique est plus aisée et plus luxueuse que celle de nos aïeux. Nous avons même, pour exprimer dans cet ordre d'idées l'avènement de mœurs nouvelles, emprunté un terme nouveau du vocabulaire anglais : nous avons à cette heure le *comfort*, d'où nous avons tiré l'adjectif *confortable*.

Y eut-il jamais fortune plus rapide que celle de ces deux mots : *comfort, confortable?* Il semble que la civilisation moderne ait résumé dans ce mot de *confortable*, toutes les jouissances, toutes les aspirations, et j'allais presque dire toutes les dignités de l'existence contemporaine. Nous disions jadis d'un vêtement qu'il était élégant ou cossu. Il est *confortable* à cette heure, et dans ce mot de *confortable* on comprend toutes les qualités que comportaient les épithètes de *cossu* et d'*élégant*, et bien d'autres qualités encore. Nos voisins d'outre-mer font de ce mot un usage encore plus élastique que nous. Je me souviens d'avoir vu une caricature anglaise qui représentait un bébé en train de se bourrer de tarte.

— Finissez, lui disait la bonne, vous allez vous faire mal!

Et il répondait :

— *I am not yet unconfortable!*

Cet *unconfortable* est bien plaisant, mais il est intraduisible, parce qu'il est l'expression de mœurs purement anglaises. Lisez dans le *Pickwick* de Charles Dickens les peintures si nombreuses et si variées que l'auteur fait des Anglais de toutes les classes devant le thé fumant et le gin qui doit en relever le goût, vous aurez une idée de ce qu'est le confortable pour ce peuple pratique.

Nous n'en sommes pas là. Et pourtant que de progrès nous avons fait en ce sens! A mesure que l'aisance est devenue plus générale, nous sommes devenus nous-mêmes plus douillets; nous avons besoin, pour corriger notre anémie, d'un air plus abondant, d'une nourriture plus succulente, d'un habillement plus hygiénique; nous poursuivons à prix d'argent — car l'argent ne nous coûte guère — nous poursuivons nos aises jusque dans les détails de la vie animale. Il n'y en a qu'un où nous soyons demeurés stationnaires. Oui, cette existence si luxueuse et si brillante touche par un point à la barbarie.

Il y a dans la *Diligence de Lyon*, de Henri Monnier, un mot bien drôle. La diligence s'est arrêtée, pour un relais, dans une petite ville de province. Une vieille dame, qui fait partie des voyageurs, profite de ces quelques minutes pour s'éclipser un instant dans l'auberge. Elle reparaît au bout de cinq minutes, aigre et furieuse, et comme la bonne lui demande un pourboire :

— Horribles, vos cabinets, ma chère! c'est mieux tenu chez les sauvages!

Il est certain que chez les sauvages!... Ils ont les grands bois, les vastes espaces, la feuillée verte et l'innombrable armée des oiseaux et des insectes à qui la nature a confié la charge d'absorber les ordures humaines et autres et de les transformer. Mais nous ne sommes pas des sauvages; nous vivons accumulés, pressés, entassés jusqu'au cinquième étage, les uns sur la tête des autres, tous grouillants et fourmillants, dans l'étroit espace où se serrent les maisons d'une cité populeuse. On ne peut décemment pas s'en remettre aux corbeaux, aux rats et aux cloportes de nettoyer une grande ville, et de faire disparaître les déjections d'un million d'hommes. Ce procédé peut encore être à l'usage des peuples d'Orient; notre climat d'Occident exige d'autres précautions plus efficaces.

Eh bien! le croirait-on? Tandis que tout s'est renouvelé dans le train de notre existence, pour le rendre plus commode et plus agréable; tandis qu'aux routes de nos pères nous avons substitué les chemins de fer, à leurs méchants bateaux les navires à vapeur, à leurs rues sans lumière et sans air de larges voies ouvertes au soleil; à leurs taudis fermés de croisées avares, des maisons immenses dont les fenêtres sont nombreuses et larges; tandis qu'enfin partout le progrès accomplit son œuvre et nous emporte en son tourbillon de réformes, nous en sommes encore, pour le sujet qui nous occupe, aux procédés élémentaires dont usaient nos aïeux.

Les savants ont beaucoup cherché; les ingénieurs ont présenté toutes sortes de projets; on n'a rien fait, ou presque rien, pour l'application.

Nos pères creusaient sous la maison un grand trou qu'ils appelaient une fosse d'aisances. C'est là que l'on conservait précieusement un amas d'immondices infectes et un foyer d'horrible pestilence. On attendait pour la vider qu'elle fût pleine et dégorgeât. Nous n'avons changé que peu de choses à ce système abominable. Les trois quarts des maisons de Paris sont construites sur une fosse d'aisances. Les larges tuyaux qui s'élèvent jusqu'au faîte du bâtiment ont la prétention de conduire au dehors les gaz et les mauvaises odeurs, si bien que Paris vomit, jour et nuit, par ces milliers de bouches ouvertes, une buée ignoble qui flotte sur la ville et qui l'empeste si le vent la rabat sur nos rues.

Mais vous le savez, ô Parisiens, mes frères, tous les parfums qui s'exhalent de ces usines à puanteurs ne passent point par le chemin qu'on leur a préparé. Tous ne s'envolent pas à l'air libre par le tuyau qui plonge dans les profondeurs de la fosse. Il en reste! oh! oui, il en reste! Que de fois j'ai entendu une maîtresse de maison accabler de malédictions un malheureux propriétaire qui n'en pouvait mais! Chez l'un, ça sent par le vent d'est; chez l'autre, c'est la pluie; chez l'autre, c'est le trop grand soleil. Il y en a de privilégiés chez qui ça pue avec une merveilleuse impartialité par tous les temps possibles et impossibles.

On dénonce la maison aux agents de la salubrité, ils font des rapports; on mande des architectes, ils font des rapports. Mais ils ont beau faire des rapports, ça pue toujours. La raison en est simple : c'est que si vous jetez des roses sous un lit, ça sentira la rose quand vous dormirez dessus, et voilà justement pourquoi ça ne sent pas la rose. Et notez qu'ici je parle des cabinets bien tenus ou à peu près. Mais allez dans ces maisons d'ouvriers où il n'y a pour tout un palier, et quelquefois même pour deux étages, qu'un trou noir dont le vasistas s'ouvre sur l'escalier. Mon père a jadis habité une de ces maisons; cela était horrible, et le concierge défendait qu'on jetât de l'eau pour ne pas remplir trop vite la fosse!

De l'eau! personne n'en jetait. A cette époque-là elle coûtait deux sous la voie, et il fallait la ménager. Aujourd'hui on l'a en plus grande abondance, mais il faut l'aller chercher; car la maison n'est pas souvent pourvue de robinets à tous les étages. On l'épargne donc, moins pour obéir au concierge que pour ne pas s'imposer trop de peine. Car l'eau est encore un luxe à Paris. Ah! ces lieux! je ne me les rappelle qu'avec horreur! Et dire qu'il y en a encore comme cela des centaines, des milliers à Paris! Et c'était bien autre chose quand il fallait vider cette fameuse fosse. Mais reprenons haleine un instant. Il me semble que j'étouffe à vous parler de tout cela.

II

Combien de fois ne vous est-il pas arrivé, la nuit, quand vous dormiez du sommeil du juste, de vous sentir éveillé, vers minuit et demi, par le tictac monotone d'une sorte de marteau frappant à coups réguliers et sourds. Vous ouvrez les yeux, effaré :

— Qu'est-ce que c'est? qu'est-ce qu'il y a?

— Ce que c'est? ce qu'il y a? Respirez un instant, pour voir, mon ami. Vous êtes fixé à cette heure. L'air qui vous enveloppe est tout chargé d'émanations immondes, dont rien ne vous peut défendre : elles filtrent par les jointures des portes et les interstices des fenêtres; vous êtes baigné, comme toute la maison, dans une puanteur fade et nauséabonde. Vous en avez pour jusqu'au matin. Ce sont les chevaliers de la nuit qui opèrent chez vous, à moins que ce ne soit à côté ou même au bout de la rue. Leurs tonneaux sont là, sous vos croisées, rangés en bel ordre et qui attendent. Et quand ils seront pleins, de forts chevaux les emporteront à travers le quartier, laissant derrière eux un long sillage d'abominables odeurs. Et c'est à Paris, dans la capitale du monde, que les choses se passent ainsi ! et nous le souffrons sans mot dire ! Il y a plus ; nous n'y prenons pas garde ! C'est l'habitude ; et ce mot répond à tout.

Il est vrai qu'à la fosse d'aisances, telle que je l'ai dépeinte, telle qu'elle existe de temps immémorial, on en a, dans quelques immeubles, substitué une autre, que l'on a nommée la *fosse mobile*, par opposition à la première, qui avait reçu le nom de *fosse fixe*. La fosse mobile se compose d'un ou de plusieurs tonneaux, selon l'importance de l'immeuble, que l'on emporte, aussitôt qu'ils sont à peu près pleins, à des époques régulières. Les hommes qui font ce travail n'ont qu'à fermer le tonneau, à le mettre sur une voiture qui attend à la porte et à filer. Ah bien ! parlons un peu de la fosse mobile ! Dieu sait si je connais ce système ! c'est celui qui fonctionne chez moi. Et d'abord, mobile ou fixe, c'est étonnant comme l'odeur est la même ! Il y a des gens qui vous disent que les cors leur élancent quand le temps change ; moi, c'est ma fosse mobile qui m'élance, tout comme si elle était fixe, aux changements de temps. Remplacer le système de la fosse fixe par celui de la fosse mobile, c'est, ne vous en déplaise, troquer son cheval aveugle contre un cheval qui a perdu les deux yeux.

La fosse mobile, qui a tous les inconvénients de la fosse

fixe, en a d'autres qui lui sont particuliers. Les honorables gentlemen qui sont chargés d'enlever les tonneaux ne choisissent pas mes heures; ils arrivent, quand ils peuvent, au hasard des étapes à parcourir et de la besogne à faire. Je suis en train de déjeuner; j'ai des amis à table; une odeur étrange envahit la salle à manger :

— Eh bien! Émile, dis-je à mon domestique, qu'est-ce que cela?

Émile cligne de l'œil :

— C'est... Monsieur sait bien?

Je sais, en effet; je ne dis plus rien; les convives n'en disent pas davantage, mais ils n'en sentent pas moins. Le déjeuner s'interrompt : ne faut-il pas que le domestique surveille ces aimables industriels? Il est trop évident que la Compagnie qui les emploie n'a pu choisir pour ces fonctions douteuses ni M. de Talleyrand, ni saint Vincent de Paul. On ne saurait les laisser tout seuls errer dans la maison qu'ils parfument. Il faut, lorsque le domestique est occupé, présider soi-même à cette opération délicate. Il est vrai que la maison en éprouve un soulagement inexprimable; mais on est diantrement soulagé soi-même, quand elle est terminée. Et le plus enrageant, c'est que si l'on redoute la venue de ces noirs oiseaux du nettoyage, on en est parfois réduit à la désirer davantage encore. Que de fois ces mots terribles n'ont-ils pas sonné, comme un glas funèbre, à mon oreille :

— Monsieur, les tuyaux s'engorgent!

Les tuyaux s'engorgent! Mon domestique dit « *les tuyaux* » comme madame Prudhomme parle de *ses salons*. Elle n'a qu'un salon et je n'ai qu'un tuyau; mais nous sommes souvent plusieurs — l'hospitalité étant la plus française des vertus — qui avons affaire à ce tuyau unique.

— Les tuyaux s'engorgent! Courez vite à la Compagnie! dites-lui qu'elle est en retard!

Et — croyez-moi si vous le voulez — quand ils s'arrêtent à ma porte, les anges du tablier de cuir, je les regarde d'un œil mouillé de reconnaissance. J'ai des envies de leur serrer la main... Oh! rassurez-vous, je la réprime!

Voulez-vous un conseil, vous qui vous faites bâtir ce qu'on appelle à Paris un petit hôtel? Biffez du projet de votre architecte la fosse mobile.

Biffez aussi la fosse fixe.

Oui, mais qu'est-ce qu'il reste?

Dame! pour le moment, il ne reste que le *tout à l'égout* de M. Durand-Claye.

C'est une formule bien séduisante que celle du *tout à l'égout*. A peine la déjection est-elle tombée du laboratoire humain où elle s'est formée, qu'un tourbillon d'eau versé sur elle l'emporte, par des conduits souterrains préparés d'avance, à l'égout le plus proche : là elle se mêle à la masse énorme d'eaux et d'immondices que le noir fleuve roule sous les rues de Paris; elle y est diluée, perdue; elle n'ajoute qu'un élément de plus à la fange noire et fétide que le grand collecteur verse dans la Seine. Ce serait là l'idéal, car les matières ne s'accumuleraient plus dans des fosses ni mobiles ni fixes; il serait impossible de les recueillir pour les traiter dans ces usines qui ont depuis vingt ans pris possession de la banlieue parisienne et qui l'empoisonnent. Elles ne souilleraient pas longtemps le cours de la Seine. Grâce aux nouveaux projets des ingénieurs, elles iraient, avec tous les autres détritus, se répandre en partie sur les terres de Gennevilliers, en partie sur les sables d'Achères, derrière la forêt de Saint-Germain; elles y déposeraient un limon généreux sur lequel croîtraient et prospéreraient les plantes potagères, les arbres fruitiers, les vertes et plantureuses prairies artificielles; l'eau sale qui les aurait amenées se filtrerait au travers du gravier changé en terre arable, et se dégorgeant pure, claire, limpide, dans les canaux de drainage, retournerait au fleuve ainsi désinfectée.

C'est là le rêve de M. Durand-Claye.

Un rêve qui n'est point irréalisable, qui deviendra peut-être une réalité; mais dans combien d'années?

Qui le sait?

Il y a une objection terrible à cette formule du *tout à l'égout*. La pratique n'en va point sans un usage constant d'une quantité considérable d'eau. Or, à Paris, nous n'avons pas d'eau. Non, nous n'en avons pas.

Vous avez vu peut-être des cabinets d'aisances à Londres. Quand vous tournez la manivelle qui doit ouvrir le fond de la cuvette, ce n'est pas un filet d'eau qui se verse, c'est une masse énorme d'eau qui tombe d'un seul coup, qui emporte d'un élan irrésistible toutes les matières, qui les engouffre dans les conduits et les pousse violemment à l'égout. A l'égout une trombe d'eau toujours en mouvement les entraîne soit à la Tamise, soit dans quelque champ épurateur. L'eau est la condition *sine quâ non* de ce système.

Voyez-vous, à Paris, ce qui arriverait? Les matières traversées plutôt qu'emportées par un filet d'eau s'achemineraient lentement par le tuyau de décharge, s'accumuleraient aux coudes; et ces tuyaux bientôt engorgés exhaleraient ces odeurs fétides que renvoient aux éviers les tuyaux qui y aboutissent; tuyaux où s'attachent jour à jour ces particules graisseuses qui finissent par former une couche nauséabonde. Tel serait le sort de nos tuyaux de décharge, sauf que les particules qui s'y incrusteraient sont encore plus méphitiques, plus chargées de principes infectueux. Ajoutez que c'est une manie de la population parisienne de jeter dans les lieux tout ce qui la gêne, de vieux souliers, des chiffons, de la paille, sans parler des pauvres petits corps de nouveau-nés.

Croyez-vous que tous ces objets encombrants passeront par nos tuyaux et franchiront les obstacles des coudes? Supposez qu'ils ne les obstruent pas, ce sera grand hasard, mais supposez-le pour la commodité de la discussion. Voilà les matières à l'égout. Aurez-vous assez d'eau fraîche pour les diluer, pour les emporter, pour laver les parois de vos égouts? Songez que de ces égouts, un grand nombre n'ont pas de pentes très sensibles. Il faudrait pour chasser les matières qui s'y déposeront, des masses énormes de liquide.

Les a-t-on? On les aura... On captera une partie de la Loire à Nevers et on la versera dans les réservoirs parisiens.

A la bonne heure! Mais quand? Combien faudra-t-il d'années et de millions pour que ce projet magnifique sorte du cabinet des ingénieurs et s'exécute à ciel ouvert? Dix années, vingt années peut-être! Et les millions? Ma foi! je ne risquerai pas un chiffre.

Et en attendant? Eh bien! en attendant, il y a une solution qui m'a paru simple, facile, peu coûteuse, réalisable à l'instant même. C'est celle qu'avait indiquée théoriquement M. Belgrand, et qu'un autre ingénieur, M. Berlier, a fait, grâce aux procédés les plus ingénieux, passer dans la pratique.

III

Vous vous asseyez à une table de café :

— Garçon, un sherry-gobler.

On vous apporte un verre tout plein d'une liqueur noirâtre, où nagent de tout petits morceaux de glace. A côté, sur une soucoupe, on vous sert une demi-douzaine de pailles. Vous en prenez une, vous la plongez au fond du verre; le liquide monte aussitôt, et parfois une légère parcelle de glace s'engage dans l'étroit tuyau, suit le courant et arrive jusqu'à vos lèvres. C'est là un phénomène bien connu, si connu même que j'ai quelque honte à m'y arrêter. Il n'y a pas un écolier qui ne sache l'histoire des fontainiers de Florence consultant Galilée, et qui ne puisse dire pourquoi, dans une paille qui aurait plus de trente-deux pieds, l'eau ne monterait pas passé cette limite. Mais si le tuyau est couché, il pourra avoir, deux, trois, quatre, dix kilomètres de long, vingt kilomètres ; si l'on dispose d'une bouche assez puissante pour y faire le vide par un bout, le liquide ou la matière, quelle qu'elle soit, dans laquelle l'autre bout plongera, ne manquera point de se précipiter dans l'ouverture, poussé par l'irrésistible force de l'air extérieur, et ne s'arrêtera qu'à l'extrémité du trajet.

C'est donc une idée qui a dû venir à plus d'un : aspirer dans un long tuyau les déjections d'une grande ville et les refouler ensuite, au moyen d'un autre tuyau plus long encore, à des distances considérables.

Que faut-il pour faire passer en pratique cette idée que donne la théorie? Une pompe aspirante et foulante. — C'est le *b a ba* de l'art des ingénieurs.

Mais les choses ne vont pas dans l'application avec cette facilité. Il n'y a rien en effet de plus simple que de dire : « J'établirai à tel endroit des environs de Paris une pompe qui aspirera le contenu des fosses d'aisances et le rejettera au loin. » Il n'est pas même besoin d'avoir passé par l'École polytechnique pour concevoir le projet et pour en raisonner, comme cela, à vue de pays, en général. C'est une autre affaire de prévoir toutes les difficultés de détail, de les résoudre et de faire passer dans la pratique quotidienne une vue théorique de l'esprit. Bien des gens sans doute, avant M. Berlier, avaient songé à ce procédé, qui se présente tout naturellement à l'esprit. Son mérite est d'avoir trouvé des appareils commodes et peu dispendieux pour en rendre l'application usuelle et la mettre à la portée du public.

M. Berlier a depuis quelques années expérimenté son système à Lyon, qui, dit-on, s'en est bien trouvé. Mais je ne suis pas allé à Lyon, et je n'aime à parler que de ce que j'ai vu moi-même, par mes yeux. « Eh bien ! — m'a dit l'inventeur, — voulez-vous venir avec moi ? Je vous montrerai mes appareils et vous en expliquerai le fonctionnement. L'administration m'a livré la caserne de la Pépinière pour y établir un champ d'essai. De la caserne de la Pépinière j'ai rayonné sur un certain nombre d'immeubles environnants. Si vous le voulez, nous irons visiter les appareils de la caserne et ceux des maisons avoisinantes ; de là, nous nous rendrons à Levallois-Perret, où j'ai construit une machine à faire le vide ; vous verrez ainsi la matière qu'il s'agit d'expulser à l'endroit d'où elle part et à son point d'arrivée. La promenade n'est pas bien ragoûtante, je l'avoue, mais, puisque vous tenez à vous renseigner par vous-même, il faut bien que vous triomphiez de ces petites répugnances. »

Marché fait. Nous voilà en route pour la caserne de la Pépinière. — Savez-vous bien que cette caserne ne compte pas moins de mille soldats, c'est-à-dire qu'elle renferme un millier de ces laboratoires humains d'où s'échappe chaque jour une effroyable quantité de déjections nauséabondes, et nous pouvons ajouter qu'elles s'en échappent dans les conditions les plus fâcheuses à l'hygiène et à l'odorat. Ce n'est un secret pour personne que nos braves militaires connaissent mal et pratiquent sommairement les lois les plus élémentaires de la propreté. Il ne faut pas leur en vouloir. C'est, comme diraient aujourd'hui les savants, une idiosyncrasie de la race. Je sais des hommes bien élevés — ou soi-disant tels — qui montent sur leur siège de lieux d'aisances au lieu de s'y asseoir, et ne se soucient point, en s'en allant, d'enlever les traces qu'ils y ont laissées de leur passage. Que voulez-vous?... Notre ancêtre fut un singe. Il nous en reste quelque chose. Je ne vous étonnerai donc pas si je vous dis qu'une certaine partie de la caserne de la Pépinière avait contracté l'habitude de puer ferme, et que, malgré les corvées, en dépit de l'eau répandue, l'odeur était si nauséabonde et si pénétrante que les immeubles voisins étaient forcés de garder, dans la saison des chaleurs, leurs fenêtres fermées. Il n'y avait que ce moyen de se soustraire aux inconvénients d'une puanteur horrible.

— Eh bien! me dit mon guide, toute cette infection a disparu: vous allez pénétrer avec moi dans cet antre d'où s'exhalaient, comme du trou de l'Averne, tant de miasmes méphitiques; je vous défie de percevoir la moindre odeur. »

Et, en parlant ainsi, il me précédait, et nous traversions la cour où les soldats, sous un joli soleil, faisaient l'exercice de la boxe et de la canne. Il y en avait quelques-uns vraiment qui manœuvraient la canne avec infiniment d'adresse, et c'était plaisir de les voir. Nous arrivâmes au fond de la cour, juste au bord de l'ouverture, où l'on avait pour nous placé une échelle. Le vers de Virgile me monta à la mémoire :

Facilis descensus Averni.

Fichtre! pas si facile que cela!

Au moment de mettre le pied sur le premier échelon, je me sentis saisi au nez d'un courant d'air empesté :

— Diantre! dis-je à mon ingénieur, votre système se permet de puer, sans respect pour votre présence! Ça n'est pas gentil de sa part.

— Mais, me répondit-il en riant, ce n'est pas la fosse qui répand cette odeur; c'est la cour à côté; quand vous aurez descendu cette échelle, vous jouirez d'une brise délicieuse. Vous allez voir.

Je le regardai d'un air soupçonneux. Son mot me rappelait cette amusante anecdote que nous contait si gaiement jadis le pauvre Villemot. Un jour il sortait d'un établissement à quinze centimes; et tout en alignant ses trois sous devant la buraliste :

— Ce n'est pas pour me plaindre, lui dit-il, mais chez vous ça ne sent pas précisément la rose.

— Ne m'en parlez pas! s'écria-t-elle; il y a tout à côté un saligot de restaurant à trente-deux sous. C'est lui qui nous empoisonne.

Et voilà pourtant comme on se trompe! C'est M. Berlier qui avait raison. A peine avions-nous descendu quelques échelons que l'odeur s'évanouit.

— Et, me dit-il, voulez-vous la retrouver? Remontez à l'air libre.

J'exécutai la manœuvre. Et alors, en souriant, il me montra dans le coin de la cour un énorme tas d'épluchures de légumes, qui, en attendant qu'on les vînt enlever, lançaient dans l'atmosphère d'aigres bouffées de choux rancis.

— Sauvons-nous, lui dis-je, au jardin des roses.

Et nous voilà descendus dans la fosse. Mon Dieu! je ne veux rien exagérer : les vastes forêts exhalent des parfums plus salubres, cela est évident. Mais enfin l'atmosphère n'a rien de trop offensant pour les narines délicates. Cette caverne où aboutissent les déjections d'une armée ne répand que cette odeur fade qui est commune à tous les lieux que ne visite jamais le soleil. Chose singulière! j'entendais le bruit des chutes dans les réceptacles que je voyais alignés sous mes yeux, et je n'en percevais pas l'odeur. Ce fut là une première épreuve qui me disposa à tenir pour certain ce que me disait mon guide : que depuis l'installation de ses appareils dans la caserne de la Pépinière tous les immeubles environnants avaient largement respiré, toutes fenêtres ouvertes, un air devenu inoffensif; que tous les officiers avaient témoigné à l'inventeur de leur reconnaissance pour l'épine qu'il leur avait tirée du pied; que les soldats eux-mêmes, comme il arrive toujours, avaient pris, à voir les lieux propres, un goût de propreté. Ils se donnaient plus de mal pour ne pas empoisonner un endroit qui n'infectait plus.

— Et voyez, ajoutait-il, comme les procédés sont simples!

Et il se mit en devoir de m'expliquer les appareils que je voyais fonctionner dans la pénombre, à la clarté de quelques bougies allumées.

— Eh quoi! m'écriai-je en voyant les appareils, qui me semblèrent tout petits, c'est par là que passent les évacuations d'une armée!

— Mon Dieu, oui! nous n'avons besoin que de peu de place; le moindre coin dans un fond de cave nous suffit pour notre installation, puisque les matières ne font que la traverser. L'expulsion est constante et elle se fait automatiquement.

— Automatiquement? demandai-je.

— Vous allez le comprendre. Regardez-moi cette boîte

quadrangulaire en métal. Nous l'appelons le *récepteur*, je n'ai pas besoin de vous expliquer pourquoi. Eh bien! tenez...

Et il ouvrit un vasistas placé sur le haut de la boîte.

— Mettez là votre œil. Qu'est-ce que vous voyez?

— Dame! je vois une espèce de panier qui m'a l'air d'être suspendu là dedans.

— C'est un panier, en effet. Vous avez peut-être vu, dans votre enfance, la cuisinière égoutter la salade?

— Oui, je me rappelle; après avoir lavé sa salade, elle la mettait dans une manière de panier en treillis d'osier, à mailles assez larges, et elle lui imprimait un mouvement de va-et-vient rapide, qui se changeait parfois en mouvement circulaire. L'eau fuyait dans toutes les directions; j'en étais éclaboussé et riais de tout mon cœur.

— C'est justement cela. Les matières tombent dans ce panier, dont le treillis est de fer et les mailles très ouvertes. Les matières que l'eau peut aisément diluer passent tout de suite au travers et tombent au fond de la boîte du récepteur. D'autres sont plus réfractaires à la décomposition, le papier, par exemple.

— Et alors?

— Alors?... Regardez.

En disant cela, il saisit le manche d'une manivelle qui sortait en dehors. Il tourna, comme il eût fait d'un orgue de Barbarie, et aussitôt le panier fut emporté par un mouvement de rotation très rapide. Je vis les papiers, les brins de paille, toutes sortes de détritus se heurter éperdument aux barreaux de treillis, se briser en miettes, s'effriter, passer enfin et se perdre dans le reste de la bouillie noire déjà tombée au fond. Et si, par hasard, on a jeté dans les lieux un objet rebelle à toute dissolution, un soulier, par exemple, le panier le garde et l'empêche de passer dans les tuyaux qu'il ne manquerait pas de boucher. Tous les mois, l'homme préposé à la garde des appareils fait l'inspection du panier et le vide. Ce système, pour le dire en passant, sera d'un notable secours aux investigations de la justice. Que de crimes dont les preuves sont à jamais enfouies dans les oubliettes des fosses d'aisances!

— Et maintenant, continua mon guide, arrivons à l'autre appareil, que nous appelons l'*évacuateur*.

Et il me montra une autre boîte de même forme à peu près que la première.

— Vous voyez, me dit-il, que ces deux appareils sont mis en communication par un tuyau qui, partant du premier, va rejoindre le second. Les matières, naturellement, qui emplissent le premier, passent par ce canal dans le second, et, en vertu du principe des vases communiquants, le niveau monte dans le second à mesure que la pâte liquide croît dans le premier.

A ce moment, je venais d'apercevoir, sur le flanc droit de l'appareil que l'on me montrait, l'appareil évacuateur, tout au bas, un autre gros tuyau qui s'en allait se perdant ensuite dans les profondeurs de la terre.

— Ah! je comprends! m'écriai-je, l'interrompant mal à propos; par ce tuyau-là, vous faites le vide, et les matières, qui ont passé de l'une à l'autre boîte, de l'appareil récepteur, comme vous dites, à l'appareil évacuateur, s'y précipitent comme un torrent.

— N'allez pas plus vite que les violons, me dit-il avec un sourire. Comment voudriez-vous que nous fissions le vide, si l'extrémité du tuyau n'était pas hermétiquement fermée? Si les choses étaient comme vous dites, nous aspirerions l'appareil évacuateur, l'appareil récepteur et jusqu'au monsieur innocemment perché sur la lunette.

Je m'étais trop pressé. J'avais dit une sottise.

— Le problème, reprit-il, était précisément celui-ci : avoir notre tuyau hermétiquement fermé, afin que le vide puisse s'y pratiquer, et s'arranger de façon qu'il s'ouvre, aux moments opportuns, pour laisser passage aux matières aspirées.

— Pas aisé à résoudre, le problème! car il faut qu'une porte soit ouverte ou fermée, comme dit le proverbe.

— Il a été résolu et de la façon la plus simple. Vous vous rendez bien compte que toute cette pâte diluée s'élève dans le second récipient à mesure qu'elle monte dans le premier. Eh bien! à un certain niveau, dans ce récipient, l'*évacuateur*, elle rencontre un flotteur qui l'arrête. Elle le soulève avec effort, il cède, il monte et tire à soi, en montant, une languette épaisse de caoutchouc qui fermait l'entrée du tuyau où nous avons fait le vide. Par cette ouverture, brusquement ouverte, la masse liquide, violemment aspirée, se jette d'un lourd élan. Le niveau baisse, le couvercle retombe et, retombant, plaque sur l'orifice du bas la languette de caoutchouc qui sert d'obturateur. Le récipient s'emplit de nouveau, le couvercle se soulève une seconde fois, rouvre le tuyau qui pratique une aspiration nouvelle, et c'est ainsi que, par une série de mouvements automatiques...

— C'est comme qui dirait, interrompis-je, le battement du cœur.

— Si vous voulez! Eh bien! grâce au perpétuel battement de cœur du mécanisme, la vidange se fait toute seule, sans que l'air puisse pénétrer un instant dans le tuyau de la canalisation. Et elle se fait instantanément; à mesure que les matières tombent des cabinets d'aisances, elles sont évacuées et voyagent dans des appareils parfaitement clos, qui ne laissent échapper aucune odeur. Plus d'accumulation d'immondices infects se putréfiant sous la maison

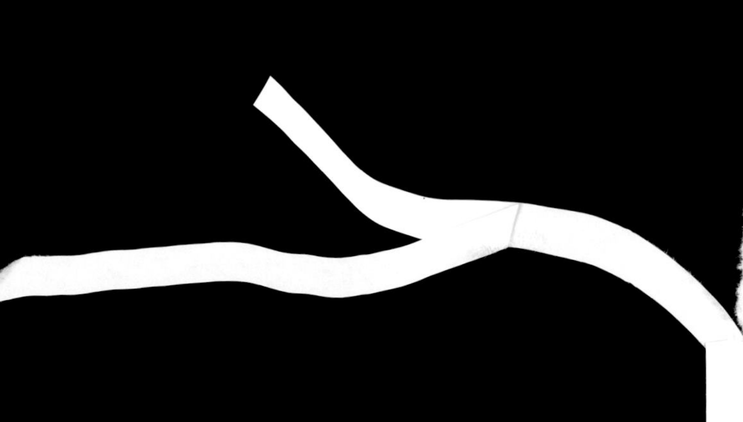

même ; plus d'exhalaisons de gaz malsains; plus de danger d'épidémies. Car vous savez que c'est surtout par les déjections que le choléra et d'autres maladies exercent leur pouvoir de contagion.

Je restais en admiration devant l'ingéniosité de ce mécanisme si simple à la fois et si puissant; la solution du problème, pour user d'une expression chère aux géomètres, était d'une grande élégance.

— Remontons au jour, me dit mon guide. Et venez voir le système fonctionner dans une maison particulière.

Là il semblait que les deux appareils fussent de gros joujoux remisés dans un coin de la cave, tant ils étaient propres et luisants.

— Ah ! monsieur, me dit le concierge aux mains de qui l'on m'avait livré, c'est une bénédiction que cette invention-là ! Plus de mauvaises odeurs, plus de querelles avec les locataires, plus de nettoyages. Une fois tous les huit jours, je descends tourner la manivelle ; une fois tous les mois j'inspecte le panier, j'en ôte les objets encombrants, s'il s'en trouve, et tout est dit.

J'étais émerveillé.

— Et maintenant, me dit mon guide, voulez-vous venir à Levallois-Perret voir notre machine à faire le vide et l'endroit où se dégorge le torrent de la vidange?

— Une question ! répondis-je. De la place de la Concorde à Levallois-Perret, il y a bien quatre ou cinq kilomètres, n'est-ce pas ?

— A peu près.

— Eh bien ! vos tuyaux ont donc cette longueur. Sur leur parcours, ils doivent faire des courbes...

— Ils en font.

— Ils finiront par s'encrasser et par se boucher.

— C'était, en effet, une de nos inquiétudes. Mais le hasard, ici, nous a servis mieux que le calcul. Le vide ne se peut jamais si bien faire, qu'il ne reste de l'air dans ces tuyaux. Cet air mêlé à l'eau produit un bouillonnement tel que le liquide vient sans cesse frapper avec force les parois internes, les gratte pour ainsi dire, et les tient propres et nettes. En doutez-vous? Tenez! nous avons pratiqué de distance en distance des regards en verre. La glace se ternit parfois en dessus, et je vais l'essuyer, mais en dessous, voyez comme elle est claire et brillante!

Je regardai; le fait est que l'eau poussait incessamment des bulles qui se crevaient en se choquant contre le verre du regard.

Elle courait, d'ailleurs, avec une rapidité prodigieuse, et emportait les détritus dans un torrent si impétueux que les parcelles de matières tenues en suspension n'avaient pas le temps de tomber au fond et de s'y attacher.

— Et, demandai-je encore, où versez-vous ce fleuve d'engrais humain?

— Tout bonnement à l'égout.

Je fis un geste de surprise.

— Dame! reprit-il, pour le moment, vous comprenez, ce n'est qu'un essai. Mais rien ne serait plus aisé que de construire une machine à refoulement, et d'envoyer ces matières à cinquante et soixante lieues. Une partie serait utilisée par l'agriculture : car nous sommes assez bêtes en France pour aller chercher à grands frais du guano au Pérou quand nous jetons nos propres engrais à la mer. L'autre partie pourrait, dans un pays éloigné, désert, — il y en a de tels encore sur notre territoire, — être traitée comme les vidanges le sont dans les usines qui empoisonnent aujourd'hui la banlieue parisienne.

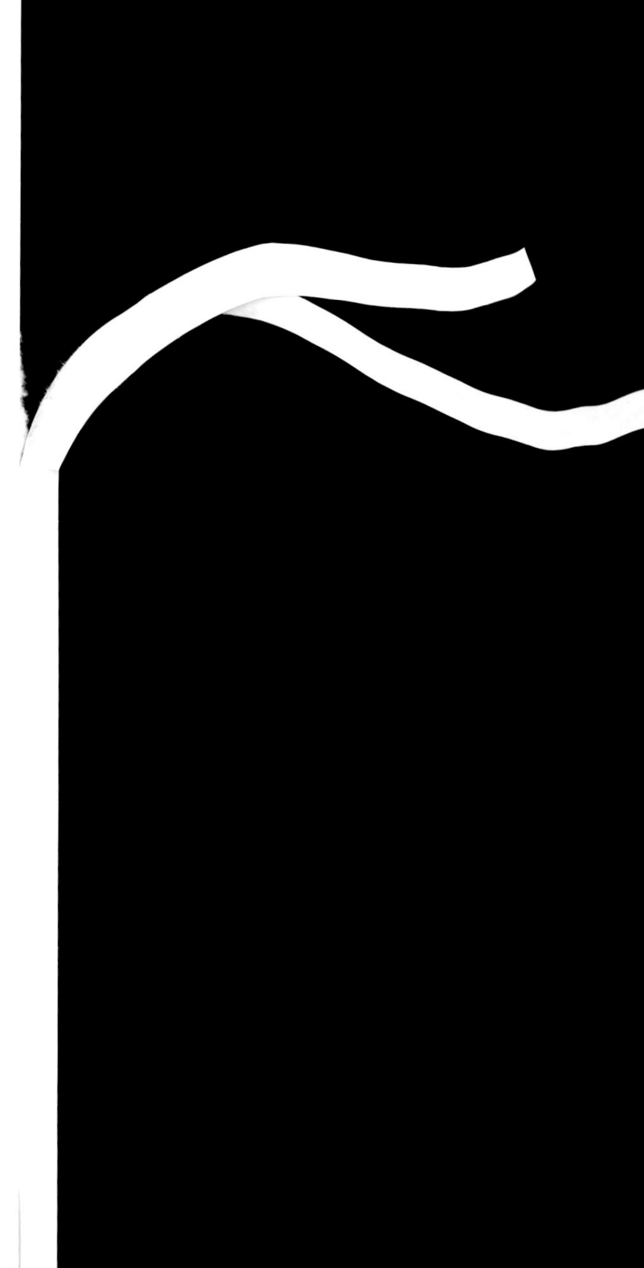

— Et vous pourriez aspirer ainsi et refouler toutes les déjections de la grande ville ?

— Rien de plus aisé. Le projet est tout fait.

Il me l'exposa. Mais ce ne sont plus là que des affaires de millions. Elles ont sans doute pour le Conseil municipal un vif intérêt. Nous autres, simples journalistes, elles nous laissent froids.

Tout ce qu'il nous importe de savoir, c'est qu'il y a un mécanisme à l'aide duquel on peut soulager nos maisons des matières qui les empestent, et cela au moment même où elles se produisent ; que ce mécanisme est simple, commode, peu encombrant et peu dispendieux.

Le reste, c'est affaire à nos gouvernants.

FRANCISQUE SARCEY.

A PROPOS DE LA FIÈVRE TYPHOÏDE

QUAND les Parisiens ont appris par les *Bulletins* du Dr Bertillon que la fièvre typhoïde enlevait jusqu'à deux cents malades par semaine depuis les premiers jours de septembre ; — quand ils ont su que M. du Castel avait, à la *Société des Hôpitaux*, prédit dès le 11 août cette recrudescence de la maladie ; — quand ils ont vu qu'aucune précaution n'avait été prise par personne, ils sont généralement entrés dans une violente colère contre tous ceux qui ont ici la responsabilité de la santé publique. Et je ne sache pas de responsabilité qui s'éparpille davantage ! M. le préfet de la Seine et M. le préfet de police (qui, en bonne règle, devraient la centraliser) non seulement la partagent, mais, à l'occasion, la rejettent volontiers sur le Conseil municipal, sur le Parlement, ou même sur l'autorité militaire.

Aussi les journaux politiques ont-ils pu, en accueillant suivant leur coutume, les justes doléances des mécontents, attaquer au hasard de leurs propres rancunes — et avec autant de raison — les pouvoirs administratifs et les pouvoirs élus. Notez qu'en cette affaire tout le monde avait tort et qu'à bien approfondir on pourrait sûrement accuser à la fois l'encombrement des casernes, la proximité des cimetières, l'insalubrité des logements, la malpropreté des égouts et l'insuffisance de l'eau d'avoir aggravé cette année la fièvre typhoïde.

Mais il faudrait remonter plus haut dans le temps et considérer l'exacerbation dont nous venons de souffrir, non comme une épidémie ordinaire qui vient, ravage et disparaît, mais comme la dernière expression de l'accroissement lent et continu de l'endémie typhique. Ce qui, d'ailleurs, est vrai pour la dothiénenterie est vrai pour les autres affections contagieuses qui sont aujourd'hui, — Brouardel l'a indiscutablement démontré [1], chiffres en main, — deux fois plus fréquentes et dangereuses qu'en 1869.

Toutes ces maladies, embusquées dans nos vieux quartiers, rayonnent un peu partout, parfois avec une violence et une soudaineté dont la cause, comparable peut-être à la goutte d'eau qui suffit à faire déborder un vase déjà plein, dont la cause nous échappe et nous déroute. A chaque alerte, l'opinion publique s'émeut, la presse récrimine et l'Académie de médecine discute ; après quoi, tout rentre dans l'ordre jusqu'à prochaine émotion, car on se rassure à Paris au moins aussi vite qu'on ne s'alarme.

Voyez, en effet, ce qui se passe actuellement à propos de l'épidémie qui nous occupe.

Le 11 août dernier, M. le Dr du Castel, rapporteur, après M. Ernest Besnier, de la Commission des maladies régnantes, disait à ses collègues de la *Société des Hôpitaux :* « La fièvre typhoïde, loin d'avoir suivi la rémission printanière habituelle, a présenté une exacerbation marquée pendant le mois de juin ; dans les hôpitaux, le nombre des admissions a doublé et s'est élevé pendant ce seul mois au chiffre énorme de 452. L'an dernier il n'avait été que de 221 ; le chiffre des décès qui avait été de 48 s'est élevé à 100. En ville, on compte durant le mois de

1. *Société de Médecine publique*. Séance du 25 octobre 1882.

juin 192 décès au lieu de 97, chiffre du second trimestre de l'an dernier ; l'élévation brusque de la température et la sécheresse du mois de juin n'ont sans doute pas été étrangères à cette fréquence de la maladie, mais l'élévation excessive de la fièvre typhoïde n'en reste pas moins fort inquiétante, car le printemps est normalement, comme l'a montré notre savant collègue, Ernest Besnier, l'époque habituelle de son hypogée et *il y a tout lieu de craindre que l'épidémie n'entre de nouveau dans une période d'accroissement.* »

Justement l'Administration, un peu à court d'argent, venait de fermer, malgré l'avis du corps médical, la plupart des services annexes des grands hôpitaux de Paris. Or, le 22 septembre l'épidémie prévue éclatait et il fallait prendre des mesures immédiates pour assurer l'hospitalisation de tous les malades. Avec une activité louable, M. Quentin s'empressait d'installer d'abord 1,500, puis 500 lits supplémentaires. Mais voulez-vous savoir au prix de quels sacrifices et dans quelles déplorables conditions ? Voici les renseignements mêmes donnés au Conseil municipal par l'honorable directeur de l'Assistance publique.

Réouverture de l'annexe de l'Hôtel-Dieu.	236 lits.
— — de Cochin	120 —
Ouverture des salles de rechange de Tenon	191 —
— de l'hôpital supplémentaire des Tournelles	100 —
Transformation d'une infirmerie à Tenon	24 —
— des réfectoires de Bicêtre	212 —
— de l'infirmerie de la Salpêtrière . .	50 —
— des réfectoires — — . .	193 —
— d'un réfectoire à la Pitié.	13 —
— des classes de Trousseau	29 —
A reporter. . . .	1,168 lits.

Report.	1,168	lits.
Déplacement d'un certain nombre d'incurables. . .	120	—
— des teigneux aux Enfants-Malades . .	58	—
— — à Trousseau	40	—
Installation d'un pavillon à Laënnec.	56	—
— de lits supplémentaires à Laënnec . . .	52	—
— de salles nouvelles à Laënnec	128	—
— d'une galerie à Necker.	30	—
Constructions de baraquements à Saint-Louis . . .	120	—
— — à Lourcine	60	—
— — à Cochin	118	—
Total	1,950	lits.

Document curieux à transmettre à nos petits-neveux, qui ne verront pas sans étonnement les nécessités auxquelles nous étions réduits en l'an de grâce 1882 pour hospitaliser 1,900 typhiques dans une ville de 2 millions d'âmes ! Ajouterai-je, pour fixer les idées, qu'on a envoyé des malades partout excepté à l'hôpital Bichat, une construction neuve, saine et inhabitée, récemment élevée d'après les plans de l'ingénieur Tollet, sur le terrain des fortifications ?...

Cependant le Conseil d'hygiène se préoccupait à son tour de l'épidémie régnante et adressait aux médecins et à la population de la capitale un « Questionnaire » et des « Instructions ». C'est M. Dujardin-Beaumetz qui a rédigé le questionnaire ; il est détaillé, précis, complet ; les enquêtes qu'il provoquera — s'il en provoque — rendront de grands services pour les recherches étiologiques ; les « Instructions », de M. Lagneau, ont paru moins utiles à tous ceux qui n'ont pas compris leur caractère essentiel de relativité ; sans doute (et malheureusement), elles seront trop souvent inapplicables, notamment parmi les habitants de ces logements insalubres, si pittoresquement décrits par M. du

Mesnil ; mais les pauvres gens n'ont pas, comme on le pourrait croire, le monopole de l'incurie et de la saleté ; je sais, pour ma part, des citoyens aisés, sinon riches, qui ignorent les plus élémentaires principes de la propreté ; ils liront avec fruit les instructions du Conseil d'hygiène ; elles sont écrites pour eux.

En même temps qu'au Conseil d'hygiène la discussion s'ouvrait à l'Académie de médecine. Elle a été, cette discussion, ce qu'elle devait être, en pareil lieu : solennelle et magistrale. Les révélations de MM. Marjolin et Lagneau, les protestations de MM. Legouest et Colin, les propositions de MM. J. Rochard et Proust, auront parmi les médecins et les hygiénistes un légitime retentissement. Je doute que le public, le gros public, le public intéressé, en soit autrement touché ; d'ordinaire, il se soucie assez peu des résolutions qu'on prend tous les mardis à la rue des Saints-Pères. Or, c'est ce public qui, par sa masse, constitue l'*opinion*, force capricieuse et puissante, qui gouverne les gouvernements ; c'est ce public aussi passionné qu'indifférent qu'il faut séduire pour le convaincre, comme on flatte les enfants quand on veut leur faire avaler un remède réparateur. Quoi qu'en ait dit un grand journaliste, la presse est le seul moyen de le secouer de ses engourdissements passagers, de réprimer ses élans irréfléchis. Les journaux scientifiques ont, dans cette circonstance, compris leur devoir strict, et ils défendent vaillamment la bonne cause ; mais qui les lit de ceux que nous voulons convaincre ? Nous prêchons des convertis. C'est la presse politique qui devrait maintenant prendre la parole.

De médecins à ingénieurs, d'administrateurs à architectes, la querelle aujourd'hui n'est plus qu'une querelle de mots ; qu'ils tiennent pour le « tout à l'égout » ou pour le projet de M. Berlier, ils sont tous d'accord sur la nécessité de réformer notre système d'évacuation de vidanges; qu'ils approuvent les circulaires timorées de M. Alphand sur le « gaspillage », ou qu'ils tiennent ses craintes pour exagérées, ils sont tous d'accord sur l'insuffisance de notre eau d'arrosage et d'alimentation; qu'ils soient ou non partisans des plans de casernement de M. Tollet, ils sont d'accord encore sur l'opportunité de modifier les grandes baraques où l'on entasse nos soldats; qu'ils veuillent, avec MM. J. Rochard, Yves Guyot et Francisque Sarcey, peupler de maisons ouvrières la zone des fortifications ou qu'ils approuvent la sourde résistance du génie militaire aux projets du Conseil municipal, ils sont d'accord enfin sur le danger de l'encombrement de notre capitale; et s'ils peuvent indéfiniment discuter sur une question scientifique d'étiologie, ils s'entendront à la minute sur une question pratique de prophylaxie.

Mais pour nettoyer les égouts, amener de l'eau, déménager des cimetières, construire des casernes, des hôpitaux et des maisons, il faut de l'argent, beaucoup d'argent, que le Parlement seul peut donner. Et le Parlement ne le donnera qu'à l'homme spécial — directeur ou ministre — qui le lui demandera avec compétence et obstination. Conclusion, que vous prévoyez : Création d'une administration centrale et unique de la santé publique.

Je n'ai pas à revenir en détail sur ce sujet, que le rapport remarquable et si souvent cité de mon excellent confrère A. J. Martin a vulgarisé dans le monde médical. Nous avons d'ailleurs assez causé de la chose entre nous; il est temps d'en parler aux autres, à ceux qui ne lisent pas les journaux scientifiques et qui ne suivent ni les séances de l'Académie, ni celles des Sociétés d'hygiène. L'heure est propice entre toutes d'entr'ouvrir le carton ministériel où est enfoui le rapport d'A. J. Martin, pour le discuter à la Chambre et dans la presse politique. L'épidémie que nous venons de subir a vivement ému la population parisienne dans laquelle elle a fait, hélas! quelques vides inoubliables ; profitons, si l'on peut ainsi dire, de ce mouvement favorable et demandons au gouvernement la *Direction sanitaire* qui nous est indispensable ; organisons-la tout de suite aussi large, aussi désintéressée qu'une administration peut l'être ; créons-la simple, débarrassée dès l'origine de complications et de paperasses, libérale et indépendante.

Alors — mais alors seulement — les études théoriques de l'Académie et celles, naturellement plus pratiques, de la *Société de médecine publique et d'hygiène professionnelle* recevront une sanction véritable ; alors nous cesserons de discuter dans le vide ; alors nous pourrons répondre de la santé publique.

Jusqu'à ce jour — prochain peut-être — nos droits limiteront notre responsabilité ; or, nos droits en matière d'hygiène générale sont, à l'heure présente, nuls ou à peu près.

(Décembre 1882.)

LE MONDE DES FRAUDEURS

MADAME BRONAR, qui sans doute est morte à l'heure où j'écris ces lignes, était contrebandière et exerçait à Lyon son honorable métier; chaque jour elle passait gaiement sous le nez des employés de l'octroi quatre ou cinq vessies pleines d'alcool, que ses jupons dissimulaient. La bonne dame a payé cher ce petit délit quotidien; les agents du fisc, mis en éveil par quelques rotondités anormales, l'ont arrêtée un beau matin. Mais elle n'en sera pas quitte pour une condamnation à l'amende; tandis qu'on la menait à la Permanence elle piqua sournoisement d'une épingle les vessies révélatrices d'où l'alcool s'échappa peu à peu pour imprégner ses vêtements. Une fois au bureau de police, la malheureuse, contrite en son humidité, s'approcha d'un grand feu qui flambait; un instant après elle flambait elle-même, la flamme ayant léché de trop près les vapeurs de l'alcool des vessies. Mme Bronar mourra de ses blessures et les négociants qui l'employaient pleureront une aussi utile auxiliaire comme une victime du devoir professionnel.

J'ai pris au hasard cet exemple de contrebande dans les faits-divers d'un journal d'hier; j'en aurais pu citer mille autres moins tragiques, mais semblables, et dénoués seulement par un procès-verbal et une amende, que, neuf fois sur douze, les condamnés ne paient pas. Car nos mœurs tolèrent la fraude au point de la protéger, tant on s'est chez nous habitué à croire que voler le fisc n'est pas voler.

Cette pente est si glissante qu'après avoir employé la fraude qui n'atteint que la bourse de l'État, les négociants, plus malins que scrupuleux, ont essayé de la falsification qui atteint la santé des particuliers et aussi le budget général, comme nous l'allons montrer tout à l'heure.

L'exercice de 1882, pour parler le langage des financiers, vient de se solder par un déficit de 75 millions ; déficit assurément inattendu dans un pays dont on s'était doucement habitué à considérer les ressources comme inépuisables, mais évident, mais inévitable, et qu'il faudra bien combler d'une manière ou de l'autre. Tenez pour certain que c'est là une conséquence de l'affaissement moral et économique qui déshonore quelques-unes des branches de notre commerce national.

L'idée, au surplus, n'est pas mienne absolument et j'ai l'honneur sur ce point de partager l'avis d'un éminent économiste : « ... Il y a, — dit M. Léon Say, dans un récent et curieux article[1] sur la situation financière — il y a en France un *monde des fraudeurs*. M. Disraëli contait dans son dernier roman que lorsque les députés jouissaient de la franchise postale, c'était élégant et comme il faut de faire partie du monde de la franchise. Le monde de la franchise était alors le monde influent. Du train où vont les choses chez nous, il sera bientôt très bien porté de faire partie du monde des fraudeurs. Les gens seuls qui n'auront pas de crédit s'en trouveront exclus. »

La transformation que prévoit M. Léon Say est accomplie déjà ; il n'y a qu'à consulter, pour s'en convaincre, le

1. La Politique financière de la France, *Journal des Économistes*, 1882.

volume que vient de publier la préfecture de police[1] sur les travaux du Laboratoire municipal ; on y verra que tout le monde se mêle un peu de voler, depuis le boulanger qui pèse son pain « en pâte » et vend pour trois kilos la miche de cinq livres, jusqu'au grand industriel qui paye des chimistes pour falsifier scientifiquement ses produits.

Cette coïncidence des hypothèses économiques de M. Léon Say et des preuves irrécusables apportées à ces hypothèses par M. Ch. Girard n'a pas laissé que d'effrayer le monde des fraudeurs. Il a senti l'attaque et il prépare la défense ; elle sera, n'en doutez pas, vigoureuse, tenace, impitoyable. Peut-être même portera-t-on, sous forme d'interpellation, la question du Laboratoire à la tribune du Parlement, et je sais que des fédérations s'organisent dans l'ombre pour tenter de détruire l'institution excellente que Paris s'honore d'avoir créée.

Il serait imprudent de dédaigner cette coalition, pour méprisable qu'elle nous paraisse, car elle sera puissante, redoutable, indifférente à l'honnêteté des moyens, et uniquement préoccupée d'arriver au but.

Je me souviens à ce propos de ce qui s'est passé l'année dernière dans l'affaire de la trichinose. Le Ministre du Commerce, à la suite de quelques réclamations, et d'une délibération du Conseil d'hygiène, prit la résolution d'interdire l'entrée des viandes salées de provenance américaine ; j'écrivais alors dans un journal politique des chroniques hebdomadaires sur la santé publique ; je consacrai aux trichines un de mes articles et j'approuvai pleinement, au nom de la cause que je défendais, la décision ministérielle ; j'expliquai avec force raisons pourquoi je la trouvais pru-

1. *Documents sur les falsifications des matières alimentaires et les travaux du Laboratoire municipal.* Paris, 1882.

dente, légitime, nécessaire. Trois jours après je recevais un paquet de brochures, toute une bibliographie complète et fort adroitement rassemblée de la question des trichines, avec une lettre courtoise de ton, mais légèrement vexée, d'un gros négociant, représentant le porc salé. Ce correspondant inconnu m'engageait, avec plus de malice que d'orthographe, à « m'éclairer » au moyen des documents qu'il m'envoyait ; il insistait particulièrement sur l'innocuité de la charcuterie de Chicago et me priait de ne pas publier sa lettre, ajoutant non sans naïveté que ses collègues et lui « redoutaient une polémique dans la presse ». Évidemment ils préféraient travailler clandestinement à faire rapporter la fâcheuse circulaire. Ils y parvinrent.

Je lus donc ses brochures ; elles émanaient de quelques-uns de mes confrères qui concluaient à la salubrité des viandes américaines. Sans doute ils avaient raison, puisque le procès jugé depuis au Parlement ne leur a pas donné tort, mais le devoir d'un ministre était alors d'éviter une expérience qui aurait pu être désastreuse ; le phylloxéra nous suffisait comme importation américaine et il y a assez de trichinose en Allemagne pour que nous ayons eu le droit de la craindre chez nous.

Je n'ai pas conté cette histoire pour assimuler aux fraudeurs tous les marchands de porc salé, mais seulement pour montrer l'intelligente activité que déploient les négociants quand on fait mine de gêner leur commerce ; dans ce cas particulier ils remuèrent ciel et terre, faisant signer des protestations dans les grands centres ouvriers, organisant des meetings et, ce qui valait mieux, poussant les savants à recommencer les expériences qui avaient ému le Conseil d'hygiène et le ministre ; bref, et grâce à M. Testelin, ils réussirent à faire repousser par le Sénat la loi de contrôle que la Chambre avait édictée.

J'imagine que nous allons assister contre le Laboratoire municipal à une campagne tout aussi rudement menée et d'autant plus vive que la cause défendue sera plus mauvaise. Que voulez-vous, en effet, que fasse un honnête broyeur de grignons d'olives ou de noyaux de dattes menacé de voir son usine fermée du jour au lendemain parce qu'on empêchera les épiciers de mettre son produit dans leur poivre? Il luttera pour conserver son gagne-pain, se défendra *unguibus et rostro*, remontera jusqu'à l'institution qui cause sa ruine et calomniera au besoin le chimiste expert qui a dénoncé et dévoilé la falsification.

Le malheur est que nous n'avons rien à attendre de l'initiative privée; nos concitoyens ont appris sans étonnement et sans frayeur qu'on mettait de la strychnine dans la bière, de la litharge dans le vin, du pyrèthre dans le vinaigre, de la cervelle dans le lait, du suif dans le beurre, du plâtre dans la farine, du cuivre dans le pain, du plomb dans les crevettes et de l'arsenic dans les conserves alimentaires; ils ont lu avec quelque intérêt, mais comme si leur santé et celle de leurs enfants n'était pas directement en cause, ces étonnants résultats des analyses du Laboratoire municipal :

Sur 3,361 échantillons de vins présentés en 1881 :

537 ont été déclarés bons; 1,093 passables; 1,790 mauvais non nuisibles; 202 mauvais nuisibles.

Sur 36 échantillons d'alcool :

11 ont été déclarés bons; 9 passables; 16 mauvais.

Sur 76 échantillons de vinaigre :

20 ont été déclarés bons; 35 passables; 23 mauvais.

Sur 1,008 échantillons de lait, 456 étaient mouillés.

Sur 62 échantillons de beurre :

11 ont été déclarés bons; 25 passables; 26 mauvais.

Sur 31 échantillons de farine :

13 ont été déclarés bons ; 18 mauvais.

Sur 13 échantillons de pain :

9 ont été déclarés bons ; 4 mauvais (dont 3 toxiques).

Cette effrayante statistique n'a effrayé que les médecins auxquels elle a expliqué l'appauvrissement de certains organismes, la forme spéciale, anormale, inconnue de certaines maladies.

Peut-être le côté pécuniaire de la question des falsifications et des fraudes, tel que l'a envisagé au Sénat l'ancien ministre des finances, touchera-t-il plus les contribuables que le côté hygiénique. Déjà pourtant nous avions signalé cette conséquence : « On se fait difficilement une idée, — dit M. Girard dans le volume auquel nous avons emprunté les renseignements qui précèdent, — des pertes considérables que le mouillage cause au Trésor ; aussi, pour en faire voir l'importance, croyons-nous utile de montrer celle d'un mouillage à 8,3 o/o révélé à l'analyse par l'abaissement d'un degré d'alcool ou par une diminution de 2 grammes d'extrait. La consommation du vin à Paris étant d'environ 5,000,000 d'hectolitres par année, un mouillage général moyen de 8,3 o/o représente 415,000 hectolitres d'eau ajoutée, et, par suite une diminution correspondante dans les entrées. La perte est représentée par 415,000 × 18,87 = 7,831,050 dont trois millions quatre cent vingt-trois mille sept cent cinquante francs pour le Trésor, et quatre millions quatre cent sept mille trois cents francs pour la Ville. »

Ceci dit pour Paris. Voulez-vous maintenant avoir une idée de l'étendue de cette fraude des alcools sur toute l'étendue du territoire ? Feuilletons alors les derniers documents sur le régime des boissons publiés par le

Journal officiel. A la question : « Quelles sont les quantités de vins et d'alcools qui sont soustraites annuellement à l'impôt par les manœuvres des fraudeurs ? » 39 comices agricoles, 19 sociétés d'agriculture, 21 syndicats, 16 chambres de commerce et 48 préfets, ont répondu que ces quantités étaient considérables ou diverses, c'est-à-dire très notables. (Par exemple, 1/2 sur les alcools, 1/4 sur les vins, pour les Vosges ; 1/4 sur les alcools, 1/3 sur les vins, pour l'Yonne.)

A la question : « Quels sont les divers genres de fraude employés par les assujettis ? » 74 comices agricoles, 38 sociétés d'agriculture, 31 syndicats, 44 chambres de commerce, 81 préfets ont répondu que les doubles transports (19) les recels (50), les introductions frauduleuses (36), les transports sans congé (48), les fausses déclarations (27), les fausses destinations (47), les fausses caves (29) et les mouillages (31), sans compter les coupages et les falsifications (40), étaient les principaux moyens employés par les négociants pour se soustraire au paiement des droits.

Ces chiffres sont-ils concluants et pensez-vous que nous n'ayons pas le devoir de sévir contre tous ceux qui fraudent comme cette dame Bronar dont je vous contais la triste aventure, et contre tous ceux qui falsifient comme votre épicier et le mien ?

Quand M. Brouardel a développé sur ce sujet, au Congrès de Genève, les *desiderata* des hygiénistes, quand il a demandé à tous les spécialistes qui l'entouraient de mettre la question à l'ordre du jour de leurs études et « de rechercher les mesures internationales à prendre contre un aussi grand danger », ils ont à l'unanimité approuvé ses conclusions. Mais dans cette question comme dans celle de la *Direction sanitaire*, il faut au médecin, pour lutter contre l'indifférence des uns et la coquinerie des autres, des alliés un peu partout. Voici qu'un contingent respectable, guidé par M. Léon Say, nous arrive spontanément ; accueillons ces nouveaux venus sans réserve et de bonne grâce, car leur influence est supérieure à la nôtre, et si les députés se décident jamais à voter une loi sur la matière, ils écouteront plus volontiers les financiers parlant au nom du budget que les médecins parlant au nom de la santé publique.

(Janvier 1883.)

POUR LES INONDÉS

LE Parisien flâneur qui s'intéresse à tout, aux revues et aux exécutions capitales, à la Morgue et aux démolitions, aux accidents de voitures et aux convois de grands hommes; qui va voir sortir les députés de la Chambre quand la séance a été orageuse et qui se promène devant l'Élysée les jours où le Président de la République reçoit un ambassadeur; qui pêche à la ligne sur le quai de la Tournelle et consulte chaque matin, pour s'assurer de la température, le thermomètre de l'ingénieur Chevalier; — n'a plus la distraction, trop rare à son gré, de tremper dans l'eau le bout de sa canne par dessus le parapet du Pont-Neuf, en surveillant à l'étiage les progrès d'une crue de la Seine. Le fleuve est, comme on dit, « rentré dans son lit », après avoir inondé toute la banlieue parisienne. L'Yonne, l'Oise, la Marne, le Rhône, l'Isère, le Rhin, la Meuse, débordaient en même temps et dévastaient les rives qu'ils ont coutume de fertiliser.

Le désastre a été grand. Aux environs de Paris, — pour ne parler que de ce qui s'est passé sous nos yeux, — les pertes matérielles des seuls habitants en situation d'être secourus ont été évaluées à cent quarante mille francs; et cette estimation ne comprenait pas les chômages qui ont réduit pendant vingt jours à l'inaction absolue près de quatre mille familles d'ouvriers.

Les secours ont été aussi larges et prompts que le fléau

avait été brutal et inexorable; tandis que le Parlement ajoutait un million aux subventions des Conseils généraux pour venir en aide aux soixante départements français envahis, quelques hommes de cœur organisaient une souscription destinée à nos amis, cruellement éprouvés aussi, d'Alsace et de Lorraine. Avant six mois, grâce à l'activité des uns et à la générosité des autres, tous les dégâts matériels seront réparés. « Plaie d'argent, — dit un vieux proverbe, — plaie d'argent n'est pas mortelle. »

Mais il n'y a pas eu plaie que d'argent.

Ce n'est point ici le lieu de rechercher quels travaux de reboisements, de barrages, de canalisations ou d'endiguements il conviendrait d'entreprendre pour prévenir les débordements périodiques de nos rivières; sans doute cette œuvre de protection est trop hardie ou trop coûteuse, puisqu'on ne songe pas à l'entreprendre. Acceptons donc — *dura lex!* — la fatalité des inondations. Pensez-vous qu'elles soient dangereuses uniquement par les dommages immédiats qu'elles causent? par les maisons renversées, les récoltes détruites, les habitants noyés? et que l'argent de la charité suffise à en faire disparaître jusqu'aux moindres traces? Pensez-vous que ces bouleversements de terrains, ces dépôts immenses d'humus, de vase, de matière fermentescible, de boue, et cette humidité persistante généralement répandue soient sans conséquences funestes sur la santé publique? Et n'est-il pas évident, au contraire, que ce sont là de véritables causes d'infection?

C'est pourtant ce que les hygiénistes ne paraissent jamais avoir compris. « Il serait à désirer — disait excellemment Fonssagrives, en 1874 — que les inondations fussent étudiées à ce point de vue, et qu'on allât par l'analyse au delà de l'inculpation vague d'insalubrité qu'on leur adresse. » Mais ce labeur n'a tenté personne; l'analyse que réclame M. Fonssagrives n'a pas été faite, et nous n'en savons pas plus aujourd'hui sur ce point qu'à l'époque où on accusait l'eau « séjournant dans les fossez et les caves de répandre à l'entour putréfaction et mauvais air ».

Le rapprochement de deux documents officiels montrera d'ailleurs à merveille que la question n'a pas fait un pas depuis vingt-cinq ans.

Lorsqu'en 1856, des inondations presque générales ravagèrent la France, la ville de Lyon fut particulièrement atteinte par le double débordement des deux grands fleuves au confluent desquels elle est bâtie. Les eaux une fois retirées, le préfet du Rhône s'empressa de consulter le Conseil d'hygiène publique et de salubrité du département (qui, créé par l'ordonnance de 1848, commençait à peine à fonctionner régulièrement) pour le prier de rédiger une instruction « simple, claire et courte », qu'il s'engageait à faire exécuter dans l'intérêt de la santé publique.

Voici quelle fut la réponse du Conseil :

Monsieur le Sénateur,

Les médecins soussignés, membres du Conseil d'hygiène et de salubrité, consultés par vous sur les mesures sanitaires à prendre à la suite de la retraite des eaux, ont l'honneur de vous soumettre la délibération suivante :

1° Les caves qui ont été submergées devront aussitôt que les eaux se seront retirées être soigneusement nettoyées de tous les immondices qu'elles pourraient renfermer; la boue limoneuse en sera extraite, et autant que possible remplacée par du sable sec; les soupiraux seront constamment tenus ouverts.

2° Les magasins, cours et allées seront lavés à grande eau et dégagés aussi de toute matière limoneuse et putrescible dont les émanations infecteraient l'atmosphère; au besoin, le sol des magasins devra être lavé avec de l'eau chlorurée et recouvert ensuite d'une couche de sciure de bois qui sera renouvelée chaque jour. Des feux ardents y seront autant que possible maintenus, et la ventilation favorisée en laissant ouvertes les portes et les fenêtres.

3° Les habitants seront engagés à ne coucher dans leur rez-de-chaussée que lorsque toute trace d'humidité aura complètement disparu. Cette condition est expressément recommandée.

4° Les allées qui traversent les maisons devront rester ouvertes pour favoriser la ventilation.

5° Après les inondations, les eaux puisées dans les fontaines publiques en particulier sont troubles ou chargées des infiltrations des égouts et des fosses d'aisances. Les habitants seront engagés à ne se servir que de celles, plus ou moins éloignées de leurs habitations, qui seraient restées pures et limpides, ou d'avoir recours à l'eau de rivière filtrée.

Dans une instruction nouvelle, publiée quelques jours après, le même Conseil recommandait encore : « 1° de favoriser par tous les moyens possibles le prompt écoulement des eaux stagnantes restées dans les bas-fonds et qui auraient transformé en marais infects des prairies ensemencées ; 2° de pourvoir à l'enlèvement de tous les détritus animaux ou végétaux qui s'étaient accumulés dans différents points et qui, avec la chaleur intense qui régnait, n'auraient pas tardé à infecter l'air et auraient amené l'invasion de quelque épidémie ou de fièvre de mauvais caractère [1]. »

L'intelligente sollicitude des hygiénistes lyonnais ne se borna pas aux mesures particulières ; sur leur initiative les ingénieurs modifièrent le système d'endiguement, reconstruisirent les ponts, élevèrent des parapets, transformèrent enfin les égouts transversaux par lesquels l'eau

1. *Hygiène de Lyon. Compte-rendu des travaux du Conseil d'hygiène publique et de salubrité du département du Rhône,* par les Drs Rougier et Glénard. Lyon, 1860.

remontait de la rivière dans la ville, en égouts longitudinaux, tracés parallèlement au cours du fleuve.

Voici maintenant l'instruction affichée le 8 décembre 1882, sur les murs de Paris, par les soins du Préfet de police :

Le Préfet de police croit utile, en prévision du retrait des eaux, de rappeler aux habitants des maisons qui sont inondées les mesures de précaution indiquées dans l'instruction suivante du Comité consultatif d'hygiène publique :

INSTRUCTION. — *Assainissement des habitations.* — Les habitations qui ont été envahies par les eaux devront être l'objet d'une attention toute spéciale, afin que ceux que le fléau en aura éloignés n'y rentrent pas avant qu'elles aient été suffisamment assainies.

Elles seront d'abord nettoyées aussi rapidement et aussi complètement que possible, et débarrassées de tous les immondices que l'eau aurait déposés dans leurs diverses parties. Le principal et le plus énergique agent d'assainissement des habitations sera l'aération continue et la ventilation la plus active. Celle-ci sera favorisée partout où la chose sera possible par un grand feu entretenu dans le foyer, toutes les issues de l'habitation étant ouvertes, afin de faire contribuer à l'assainissement l'air ainsi que la lumière et la chaleur du soleil.

En même temps on prendra soin d'établir autour de chaque maison, là où l'intérieur est souvent en contre-bas du sol, une rigole de trois à cinq décimètres de profondeur qui réalisera un des moyens les plus simples et les plus actifs d'égouttement.

Il sera bon également, après avoir au préalable fait tomber les crépis qui seraient en mauvais état, de gratter à vif les joints des murs et de les recrépir dans les parties de l'habitation qui auront été le plus endommagées et où se seront accumulés les dépôts vaseux. Les planchers, là où il en existe, seront aussi réparés avec soin et le sol sera recouvert, soit d'une substance désinfectante, comme le charbon concassé, soit de sable, soit d'une matière imperméable telle que dalles de pierre, carreaux, ciment, etc. Lorsque la maison aura plusieurs étages, on commencera d'abord par en habiter seulement les parties les plus élevées.

On doit employer en même temps de grandes précautions pour assainir certains objets mobiliers, tels que les lits et paillasses, qu'il faudra renouveler ou remplacer, et qui, dans tous les cas, ne devront resservir qu'après avoir été desséchés complètement.

Les procédés d'assainissement employés pour les habitations devront être appliqués avec non moins de vigilance aux étables et écuries dans le but de prévenir les épizooties, dont il n'est pas besoin de faire ressortir, dans les circonstances actuelles, les déplorables conséquences.

Il est une particularité qu'il importe de signaler, bien qu'elle ne doive se produire qu'accidentellement ; c'est l'altération possible de l'eau des puits et des sources d'eau potable dans le voisinage desquels se seraient trouvés des dépôts de matières en décomposition ou des amas de vase et de débris organiques, ou qui auraient été souillés par les matières des fosses d'aisances défoncées. Il suffit d'appeler l'attention sur ce fait.

Cette instruction qui n'ajoute rien à celle de Lyon, que nous avons citée, porte d'ailleurs la même date, car elle a été publiée pour Paris, en 1856, par le Comité consultatif d'hygiène de la Seine ; le Préfet de police l'a simplement et textuellement reproduite en décembre 1882. Mais ni l'une ni l'autre ne sont suffisamment pratiques, précises, complètes.

Les principales causes d'insalubrité consécutives aux inondations nous paraissent être, en effet : 1° le dépôt de matières fermentescibles ; 2° l'humidité ; 3° la contamination des eaux d'alimentation ; 4° la submersion des caves. Contre ces divers agents d'infection les instructions se bornent à prescrire quelques mesures générales, quand elles ne se contentent pas seulement « d'appeler sur eux l'attention ».

Il y aurait aujourd'hui plus et mieux à faire, — non pour l'administration dont ce n'est pas la tâche, — mais pour les hygiénistes; car il ne suffit pas de débarrasser, d'aérer et de sécher les habitations inondées. Certes le décrépissage et le recrépissage des murs, l'aération, la ventilation et le chauffage des pièces, le lavage des cours, des corridors et des planchers constituent de bonnes mesures d'assainissement, mais coûteuses, impraticables pour de pauvres diables qui ne peuvent pas attendre à l'hôtel que la flamme ou le temps ait purifié leur logis, et certainement insuffisantes. Un désinfectant énergique, d'un prix abordable et d'une manipulation facile est indispensable pour combattre l'infection résultant du dépôt de matières fermentescibles et de l'humidité. Déjà, en 1856, les médecins de Lyon avaient indiqué l'eau chlorurée ; dernièrement, au Comité consultatif d'hygiène de Paris (devant lequel la question a été un instant débattue), M. Bouchardat a proposé le sulfate et le chlorure de zinc. Je n'ai rien à dire de ces deux désinfectants, sinon que je leur préférerais l'acide sulfureux qui me semble, dans le cas particulier, moins dangereux, moins cher et plus commode à employer [1].

La submersion des caves a causé à Paris des accidents inattendus; nous sommes loin de l'époque où l'on inscrivait sur un poteau du quai de la Mégisserie (alors *Vallée de Misère*) ce quatrain naïf :

> Mil quatre cent quatre-vingt-treize,
> Le septième jour de janvier,
> Seyne fut ici à son aise,
> Battant le siège du pillier...

Mais si l'eau ne franchit plus les parapets, elle s'infiltre encore dans les sous-sols et apparaît jusque sur les trot-

1. Voir d'ailleurs sur cette question le *Traité de la désinfection* du professeur Vallin, et l'étude de M. Lallier dans les *Annales d'hygiène publique et de médecine légale.* (Février 1883.)

toirs par les regards des égouts. Rue des Saints-Pères, rue des Beaux-Arts, rue Saint-Dominique, ces infiltrations ont été si rapides que les propriétaires n'ont pas eu le temps de faire retirer les tinettes mobiles installées dans leurs caves. Surpris par l'inondation, ces récipients ont commencé par flotter, puis, submergés, ont chaviré dans le bassin improvisé, tandis qu'une odeur infecte se répandait dans la maison. Les ingénieurs consultés ont refusé de faire installer des pompes; ce vaste empyème eût compromis la solidité des immeubles. Il a donc fallu laisser lentement écouler le flot et supporter — au lendemain d'une épidémie de fièvre typhoïde — les émanations méphitiques des matières fécales. En pareille circonstance, M. Léon Colin, directeur du service de santé du gouvernement de Paris, avait imaginé une heureuse méthode de préservation qu'il convient de signaler pour en vulgariser l'emploi; il fit verser dans les caves inondées de l'hôpital du Gros-Caillou quelques tonneaux d'huile lourde de houille qui, surnageant à la surface du liquide, empêchait tout contact avec l'air et, par suite, toute putréfaction. Cent litres de cette huile lourde de houille coûtent environ six francs; c'est dire qu'on peut préserver tout un quartier pour une somme insignifiante.

Contre la contamination des eaux d'alimentation le seul remède me paraît être — solution assurément plus simple à proposer qu'à mettre en pratique — de suspendre l'emploi de ces eaux. Mais je ne saurais conclure, dans ces notes forcément écourtées, sur des questions aussi complexes et délicates. M. le Dr du Mesnil, avec l'ingéniosité patiente qui caractérise ses recherches, étudie précisément en ce moment-ci l'influence de cette contamination des puits et des sources par les rivières débordées; or ses observations l'ont amené à attribuer à des infiltrations anormales un développement d'épidémies de fièvres typhoïdes en des points salubres et jusqu'alors indemnes.

Sans doute quelques-uns de nos hygiénistes voudront suivre l'exemple du Dr du Mesnil et se préoccuper un peu des inondations et des inondés. L'heure serait opportune de donner à l'Administration des documents qui lui permissent de dater ses « Instructions » de 1883 — et non de 1856.

(Février 1883.)

EXPERTS ET EXPERTISES

Un médecin de mes amis, praticien modeste et sans ambition, avait borné ses relations professionnelles aux quelques malades du petit village qu'il habitait. Sa thérapeutique, puissamment secondée par la salubrité du climat, était simple autant qu'efficace, et ses rares clients lui laissaient le loisir de rassembler en un gigantesque herbier les nombreux échantillons de la vigoureuse et riche flore du pays. Paisiblement, il vivait de la vie grise du sage.

Par malheur, la fille d'un fermier, qu'un beau gars avait mise à mal, voulut cacher les preuves de sa faute; elle se fit avorter et jeta l'enfant dans le fumier. Puis, navrée de son crime elle avala une infusion de belladone, supporta la colique avec un courage sauvage et mourut sans desserrer les dents ni laisser soupçonner le drame. Deux jours plus tard on découvrait le petit cadavre et le bruit courait que la fermière avait été empoisonnée. La justice dut « informer » et mon pauvre ami fut « requis » de procéder à une enquête médico-légale sommaire, mais immédiate.

Je vous laisse à penser l'embarras d'un homme qui ne savait de toxicologie que juste ce qu'il en faut savoir pour franchir sans encombre l'épreuve du quatrième examen de doctorat et qui n'avait pas fait une autopsie depuis son stage de la Faculté. Mais l'organisation — si j'ose m'exprimer ainsi — de la médecine publique est telle chez nous qu'un médecin n'a pas le droit, dans le cas de flagrant délit, de se soustraire aux réquisitions du Parquet : il faut expertiser ou payer l'amende. Certes le plus souvent l'amende ne serait rien (et une récente communication à la *Société de médecine légale de France* montrait à quel point quelques-uns la dédaignent) si la considération du praticien ne devait pas souffrir d'un semblable et public aveu d'ignorance. Force fut donc à l'ami dont je vous parle, d'autopsier la mère, d'autopsier le fœtus et de rechercher les traces de l'empoisonnement soupçonné. Le voyez-vous d'ici hésitant entre la méthode de Stas et le procédé d'Erdmann et Uslar perfectionné par Dragendorff? J'imagine qu'en cette affaire son « Briand et Chaudé » lui fut d'un grand secours et qu'il trouva dans ce livre excellent les éléments de son analyse en même temps que le modèle de son rapport. Le problème d'ailleurs était classique et facile à débrouiller pour un homme qui connaissait à merveille toutes les plantes des environs, leurs propriétés et leurs caractères. Mais supposez que la fermière eût absorbé quelque poison moins commode à déceler que l'atropine, comment s'y fût pris le docteur pour répondre en son âme et conscience aux questions de la Justice?

Les médecins de campagne ne sont pas seuls à connaître les terribles incertitudes de l'expertise judiciaire. « Tous les coups sont nouveaux », disent volontiers les joueurs quand ils voient échouer leurs plus savantes combinaisons ; « tous les cas sont nouveaux », pourraient aussi justement dire les médecins légistes. Rarement une expertise est identique à une autre expertise et il n'est peut-être pas une d'entre elles qui n'implique une observation de détail inédite ou mal connue. Or, il ne s'agit plus aujourd'hui de substituer une appréciation à un fait, une hypothèse à un document; il faut arriver devant les douze citoyens désignés par le sort pour représenter le peuple, avec une opinion scientifiquement motivée; la contre-expertise est là, guettant une défaillance, prête à s'armer de la moindre inexactitude pour attaquer l'argumentation la plus rigoureuse. La balance de Thémis — et c'est l'honneur de notre médecine légale — est devenue une balance de précision. Mais pour être, en science, absolument sûr de soi-même, il convient de s'appuyer sur quelque chose ou sur quelqu'un; tel expert qui n'oserait pas affirmer une découverte devant un jury, n'hésitera plus s'il peut contrôler ses résultats par ceux d'un maître ou d'un confrère. Les hésitations, sinon les erreurs, sont, en effet, plus fréquentes qu'on ne pense. M. Legrand du Saulle signalait dernièrement, dans les *Annales d'hygiène publique et de médecine légale*, la singulière incompétence d'un médecin dans un cas de paralysie compliquée de démence; nous pourrions citer cent histoires du même genre dans lesquelles un expert, à défaut de renseignements suffisants, laisse prendre à l'instruction judiciaire une direction dangereuse : l'un conclut à la défloration d'une enfant qui se trouve en présence d'une vulvite, l'autre à l'empoisonnement par une substance dont on a reconnu l'innocuité... Cela tient à ce que le praticien de Nancy ignore en général les études de son confrère de Bordeaux; à ce que la plupart des observations isolées restent inconnues du grand nombre. Seules celles qui ont la bonne fortune de servir de prétexte à un mémoire sont recueillies par les revues, publiées et vulgarisées; mais les notes qu'on prend au jour le jour, qu'on oublie de rédiger, qu'on jette dans un carton sans y attacher d'importance, tombent fatalement dans l'oubli et sont ignorées de tout le monde. Eh bien!

ce sont précisément ces feuilles volantes qui sont curieuses, intéressantes, utiles, et qu'il faudrait absolument rassembler. Pourquoi ne pas les réunir en une sorte de Dalloz de la médecine judiciaire accessible à tous, aux plus savants comme aux plus humbles ?

Nul recueil ne serait plus facile à faire. Pour troublée que soit une ville, les crimes et les suicides y sont toujours exceptionnels relativement aux maladies ordinaires et aux blessures accidentelles. Vous imaginez aisément qu'un médecin de Brives-la-Gaillarde ou de Quimper-Corentin s'intéressera bien davantage à l'assassinat du gendarme par le contrebandier qu'à la dothiénenterie de la fille du maire — quelque étrange que soit la fièvre, quelque banal que soit le crime. Une expertise médico-légale marque souvent d'une date inoubliable la carrière d'un praticien. C'est qu'un drame ne va jamais sans une certaine agitation de l'opinion publique, qu'il est presque toujours entouré d'incidents qui en fixent dans la mémoire jusqu'aux plus insignifiants épisodes. Neuf fois sur dix l'homme de science qui s'y trouve mêlé creuserait volontiers le sujet, compléterait son rapport médico-légal, le ferait précéder ou suivre de considérations générales, l'adresserait à l'Académie, à la Société dont il est membre. Mais l'impitoyable clientèle lui laisse rarement un semblable loisir; notez que les éléments bibliographiques lui font parfois défaut ; tenez compte enfin de cette nonchalance, de cette paresse à prendre une plume auxquelles n'échappent aucun de ceux qui se déshabituent d'écrire et de composer, et ne vous étonnez plus que les communications à la *Société de médecine légale de France* émanent presque exclusivement des mêmes sociétaires.

Il en serait différemment si l'on pouvait envoyer à un journal l'observation toute sèche, sans commentaires ni conclusions, telle qu'on la rédige au lit du malade ou sur un coin de la table d'autopsie; aucun médecin n'hésiterait à recopier ces quelques lignes à l'intention d'un rédacteur en chef qui se chargerait de les classer pour les publier ensuite, — sans y changer rien, — sous une rubrique spéciale. Quelle mine de documents qu'une telle collection! Sentez-vous le parti qu'en pourrait tirer un esprit vraiment généralisateur? Voyez, pour prendre un exemple, comment se fabriquent la plupart des thèses de doctorat en médecine, à Paris, en province, et sans doute aussi à l'étranger. Un cas nouveau, mal connu ou simplement anormal dans sa terminaison ou dans sa marche, se produit à l'hôpital. Le chef de service le signale à ses élèves, et l'étudiant, en quête des cinquante pages destinées à constituer le monument que vous savez, recueille fidèlement l'observation, puis commence des recherches dans les Encyclopédies, dans les Traités spéciaux, dans les Hôpitaux : qu'il parvienne à rapprocher cinq ou six cas analogues, il ne sera pas embarrassé pour en tirer (plus ou moins heureusement) les conclusions indispensables au couronnement de son labeur inaugural. Que si c'est un esprit judicieux et sain, il aura peut-être fait faire à la science un petit ou même un grand pas. C'est dans sa thèse que Broca parla pour la première fois de la localisation de la parole; dans sa thèse que Claude Bernard établit le rôle du suc gastrique dans la nutrition.

Un recueil d'observations — *d'Archives médico-légales* — aurait donc ce double avantage de servir de dictionnaire aux simples praticiens, qui n'y chercheraient que des notes à consulter, et aux savants qui déduiraient des lois générales du rapprochement des faits.

C'est ce qu'avait déjà fort bien compris M. Baillarger quand, en 1861, il créa ses *Archives cliniques des maladies mentales* qui n'eurent que quelques numéros, mais qui furent plus tard annexées aux *Annales médico-psychologiques ;* depuis MM. Luys et Ball, dans l'*Encéphale*, MM. Lasègue et Duplay, dans les *Archives générales de médecine*, suivirent l'exemple de M. Baillarger.

Enfin les *Annales d'hygiène publique et de médecine légale* viennent de se mettre à la disposition de tous les médecins légistes — français ou étrangers — pour publier leurs communications. On ne demande évidemment pour ces nouvelles *Archives* ni des élucubrations laborieuses, ni des mémoires magistraux, mais des observations toutes nues, correctes et nettes ; des documents et des faits, des faits et des documents, rien de moins, rien de plus. Avant qu'il soit longtemps on aura condensé là les éléments d'une véritable encyclopédie ; car il n'y a assurément pas un médecin de grande ville qui n'ait au fond d'un tiroir, entre un prospectus d'eau minérale et un catalogue de librairie, quelque étude ébauchée qu'il ne terminera jamais et qui risquerait fort d'être perdue pour tous s'il ne l'adressait aux *Annales*.

Certes il ne suffira pas de créer ces « Archives » pour modifier comme il convient la situation équivoque de nos experts en France, mais le jour où la grande réforme que M. Brouardel sollicite au nom de tous les bons esprits sera enfin accomplie, les médecins légistes auront entre les mains une inappréciable collection de précieux documents.

(Mars 1883.)

LE LABORATOIRE MUNICIPAL

Le meeting récent dans lequel les marchands de vin parisiens ont ouvertement déclaré la guerre au Laboratoire municipal n'est qu'une des manifestations de la campagne sourdement menée jusqu'ici par les intéressés contre tous ceux qui ont la prétention d'imposer à notre commerce national une renommée que quelques négociants sans dignité n'auraient aucun scrupule d'amoindrir.

Il y a aujourd'hui à Paris un « monde des fraudeurs [1] », organisé, discipliné, ingénieux et redoutable, qui vole l'État, empoisonne le consommateur et déshonore les transactions avec une parfaite insouciance des résultats. Ce monde est un vieux monde que les Romains, qui se méfiaient des produits de la Gaule Narbonnaise, connaissaient déjà. « *Aloen mercantur quà saporem coloremque adulterant* », dit Pline en parlant des Marseillais qui employaient l'aloès pour rehausser la couleur de leurs vins anémiques. Procédé naïf que les *sophistes*, les buffeteurs, les brouilleurs, les fardeurs et les falsificateurs ont singulièrement perfectionné à travers les âges ! Nous sommes loin du temps où Guillaume Bouchet, sieur du Brocourt, qui fut juge-consul des marchands de Poitiers, contait que les drôles qui « gastent ce que Dieu a faict, non seulement marient le puys à la cave, mais encore,

1. Voir plus haut page 33.

y mettent des choses qui nuisent grandement à notre santé, comme de l'éruca, du soufre, de l'eau de mer cuite, de la résine, du miel, du lait de vache, de la chaux... »

Nos chimistes modernes ont renoncé à l'eau de mer cuite, à la résine et à l'éruca ; ils ont encore abandonné le miel et le lait de vache beaucoup trop coûteux à leur gré, mais ils ont conservé le soufre et le plâtre auxquels ils ont ajouté le bois de campêche, la rose trémière, la cochenille, l'orseille, le sureau et surtout les produits dérivés du goudron de houille, ces admirables couleurs d'aniline, si puissamment colorantes, qu'une infinitésimale parcelle de fuschine suffit à rougir cinquante litres d'eau.

Le malheur est — pour les voleurs — que notre Loi n'admet pas de tromperie sur la qualité de la marchandise vendue et que les fabricants qui tentent de faire passer pour du petit bourgogne un simple mélange de carmin, de piquette et d'eau sont justement passibles de poursuites judiciaires. Mais un expert est nécessaire, placé entre celui qui vend et celui qui achète, pour signaler les contrevenants à la sévérité de la justice. C'est ce qu'avaient fort bien compris les conseillers municipaux de Paris quand, en 1876, M. Dumas leur soumit le plan d'organisation d'un bureau d'essai où le premier citoyen venu aurait le droit de faire contrôler la qualité de son vin, de son huile ou de son café ; car il est bon qu'on le sache, l'œuvre excellente que nos édiles font mine de vouloir maintenant détruire et que quelques-uns d'entre eux s'ingénient à tracasser a été librement édifiée, sur les sollicitations pressantes et motivées d'un grand nombre d'électeurs, par le Conseil municipal lui-même.

La proposition de M. Dumas fut reprise et complétée le 22 février 1877 par M. Delattre, qui invita le Préfet de police « à présenter au Conseil un mémoire sur l'utilité et la possibilité de créer un laboratoire municipal de chimie où les commerçants pourraient faire analyser les denrées alimentaires et les boissons moyennant un tarif préalablement convenu. » Le préfet de police était alors M. Voisin; il s'empressa de mettre à l'étude cette importante question et déposa le 28 mars 1878 un rapport dans lequel il concluait à la fondation d'un laboratoire public. Le Conseil ne partagea pas complètement son avis et décida que le futur laboratoire ne serait ouvert qu'à l'administration seule. Il commença à fonctionner sur ces bases au mois d'octobre de la même année.

On reconnut vite que cette institution ne rendrait les services qu'il était légitime d'attendre d'elle que quand on l'aurait mise à la portée de tous. Aussi, dès le 20 mars 1880, MM. Darlot, Marsoulan, Masse et Sick proposèrent-ils au Conseil de modifier l'organisation primitive. Nouvelle discussion, nouvelle commission, nouveau rapporteur et nouveau rapport à la suite duquel le Conseil revint, sans trop de grimaces, sur sa délibération ancienne; l'ouverture au public du *Laboratoire municipal* était enfin votée.

Aussitôt les clients affluèrent. Tel petit employé apportait son vin, telle ménagère son beurre, tel cabaretier son café. Chacun voulait être renseigné sur la probité commerciale des débitants de son quartier et moi même je fus bientôt amené à faire comme tout le monde.

J'avais cru remarquer que le vinaigre dont on se servait à ma table m'irritait singulièrement la gorge et m'occasionnait une inflammation assez vive des muqueuses de la bouche. Je m'enquis de l'adresse de l'honorable négociant qui me fournissait ce produit et je me présentai dans sa boutique. J'eus le bonheur de le rencontrer et de l'entretenir personnellement.

— Monsieur, lui dis-je, je loge à deux pas d'ici et ma cuisinière achète dans votre magasin le vinaigre dont on garnit ma salade. Pourrais-je savoir comment vous le fabriquez ?

— Monsieur, me répondit-il, mon vinaigre est le meilleur des vinaigres ; c'est du vinaigre blanc.

Je savais que ce vinaigre était blanc ; j'avais pu m'en assurer sans difficulté : le but de ma visite n'était pas d'être renseigné sur sa couleur. J'insistai donc :

— Et comment fabriquez-vous ce vinaigre blanc, cet excellent vinaigre ?

— Monsieur, me dit majestueusement l'épicier, je ne le fabrique point. Je l'achète à Orléans, c'est du vinaigre d'Orléans.

— Mais je croyais, repris-je un peu bonnement, qu'on donnait le nom de vinaigre d'Orléans à du vinaigre de vin ; j'entends à du vin aigri, naturel et sans additions d'acides ou de condiments ?

— Eh oui ! Monsieur, conclut mon industriel ; c'est précisément ce vinaigre que j'ai l'honneur de vous vendre ; vinaigre naturel et pur, vinaigre blanc d'Orléans.

Les calmes assertions de mon voisin m'eussent sans doute convaincu si je n'avais eu qu'un simple soupçon sur l'innocuité de son vinaigre, mais il fallait une explication à la fréquence de mes stomatites et je résolus de l'aller chercher au Laboratoire.

Je pris un beau matin quelques centilitres de mon vinaigre et l'emportai à la Préfecture de police où j'eus quelque peine à découvrir le Laboratoire au fond de la cour de la caserne, dans un ancien corps de garde de cavalerie. Un employé fort courtois me reçut, qui voulut bien m'apprendre d'abord que j'aurais pu m'éviter l'ennui de descendre jusqu'à la Cité, en déposant simplement mon flacon chez le commissaire de mon quartier; il paraît en effet que les voitures cellulaires ramassent chaque matin les échantillons pour le Laboratoire en même temps que les pochards, les voleurs, les maraudeurs et les filles pour le Dépôt. Puis il s'enquit de mon nom et de mon adresse, du nom et de l'adresse de mon fournisseur, du prix de mon vinaigre, et me fit signer une fiche en carton blanc sur laquelle il avait rapidement écrit ces divers renseignements; il me délivra encore un reçu portant, avec le numéro d'ordre reproduit sur la fiche, la date fixée pour la livraison de l'analyse. Au jour dit, je fus exact et reçus des mains du même employé une note mi-partie imprimée, mi-partie manuscrite et ainsi conçue :

Laboratoire municipal de chimie.

ANALYSE QUALITATIVE, N°...

Le chef du Laboratoire municipal certifie que l'échantillon déposé sous le n°... par *M. V. du Claux* est MAUVAIS NUISIBLE.

Le Chef du Laboratoire municipal,

CH. GIRARD.

Toute personne qui usera du présent bulletin pour nuire à la réputation d'autrui, commettra le délit de diffamation.

Mauvais nuisible ! mauvais nuisible ! Je n'étais pas beaucoup plus avancé qu'avant l'analyse, ma secrète curiosité étant de savoir pourquoi mon vinaigre était mauvais et comment il était nuisible. L'employé auquel je confiai ma peine m'apprit que moyennant une petite somme, qu'il me fixa, le Laboratoire pourrait me fournir ces renseignements complets et précis. Je dus rapporter une fiole de vinaigre, redonner les indications que j'avais données pour l'analyse gratuite, verser dix francs et apposer ma signature sur une fiche de carton rose. J'appris ainsi que mon vinaigre, mon bon vinaigre d'Orléans était fabriqué de toutes pièces avec quelques ingrédients, parmi lesquels je distinguai surtout l'acide sulfurique, la moutarde et le piment.

Dès lors l'utilité du Laboratoire me parut indiscutablement démontrée.

Et voulez-vous savoir comment fonctionnent ceux des rouages de cette grande machine que le public ne voit pas ?

Aussitôt qu'un échantillon suspect a été déposé au bureau, la fiche (blanche ou rose, suivant que l'analyse doit être qualitative ou quantitative, gratuite ou payée) est divisée en deux fragments ; l'un de ces fragments, qui porte les noms du vendeur et du dépositaire, reste dans les registres de la comptabilité ; l'autre, qui ne porte qu'un numéro d'ordre, est fixé à l'échantillon et transmis à l'expert. Celui-ci analyse donc un produit dont il ignore la provenance, et la bonne foi de son expertise ne peut être en aucun cas mise en doute. Si le produit examiné n'est pas falsifié, on se borne pour toute formalité à transcrire le détail des résultats obtenus sur le livre à souche dont on détache le bulletin d'analyse. Mais si l'on découvre quelque fraude, le chef du Laboratoire dépêche aussitôt deux inspecteurs à l'adresse du négociant indiquée par le dépositaire de l'échantillon.

Ces inspecteurs sont des médecins, des pharmaciens ou tout au moins des étudiants à seize inscriptions en médecine et en pharmacie, qui ont passé pour obtenir leur emploi un examen spécial de chimie. Il y en a trente actuellement, il y en aura quarante-cinq quand les cadres du Laboratoire seront complets. Tous sont en outre régulièrement nommés commissaires de police, et peuvent emporter dans leur poche, à côté de leur trousse de chimiste, l'écharpe tricolore qui leur permettrait au besoin d'imposer leur visite aux négociants récalcitrants et de requérir les agents de la force publique.

Mais ils n'ont jamais besoin d'en venir à ces extrémités. Quand ils se présentent — toujours au nombre de deux — pour opérer un prélèvement, on leur donne en général sans discussion les échantillons qu'ils réclament. De ces échantillons, ils font deux parts égales qu'ils cachètent et signent sous les yeux du propriétaire, qui lui-même signe après eux sur le scel. Partout ils tentent, séance tenante, un rapide essai préliminaire, puis ils dressent procès-verbal en ayant soin d'y faire figurer toutes les indications ou réclamations du négociant.

L'un des deux échantillons saisis est analysé au Laboratoire; l'autre est conservé pour être transmis au Parquet s'il y a lieu. Le chef du Laboratoire n'a en effet aucune action judiciaire; il se borne à signaler au Parquet les fraudes qui lui paraissent devoir être poursuivies. Mais le Parquet, sauf en cas d'aveu, fait procéder d'abord à une contre-expertise et « classe » l'affaire toutes les fois où la nouvelle analyse diffère en quoi que ce soit d'essentiel de l'analyse du Laboratoire. Il est par suite impossible qu'un honnête négociant soit la victime d'une erreur ou d'une calomnie.

Quant à ceux qui s'enrichissent aux dépens de notre santé, tant mieux si le Laboratoire les gêne! je trouve nos lois beaucoup trop douces à leur endroit. Jadis on était autrement sévère contre tous les marchands « d'adultère beuverie »; tandis qu'au Parlement de Paris le conseiller Le Man demandait la mort d'un cabaretier, un évêque en excommuniait un autre au concile de Rome. L'histoire est pleine de ces exemples.

Brillon, dans son Dictionnaire, rapporte un arrêt qui condamne les charretiers buffeteurs de vins « à faire amende honorable, à être battus de verges et à payer une amende au roi et à la patrie ». A Bergheim, en 1718, un compère avait mis de la morelle dans du vin que sa femme débitait à des consommateurs; l'un d'eux en mourut, d'autres furent gravement malades ; le bailli condamna les deux époux à un mois de prison et 150 livres d'amende. Mal contents, ils en appelèrent devant le Conseil de la ville; mais celui-ci maintint l'amende, augmenta la prison et ordonna qu'ils seraient menés par deux valets à travers les rues de Bergheim, un jour de marché, avec écriteaux devant et derrière portant ces mots : *frelateurs de vins*. Ils eurent encore à payer 30 livres destinées à des prières pour le repos de l'âme du consommateur qu'ils avaient tué. En 1787, des lettres patentes menaçaient les falsificateurs de trois années de galères et de 1,000 livres d'amende !

La loi qui nous régit (9 mars 1855) n'est pas aussi terrible et se borne à prescrire un emprisonnement de trois mois à deux ans et une amende de 50 à 500 francs, suivant que la falsification est toxique ou ne l'est pas. Pour insuffisante qu'elle nous paraisse, elle peut encore rendre des services, mais avec l'aide des laboratoires publics. On en fonde heureusement un peu partout en France : Nantes, Rouen, Saint-Étienne, Toulouse, Lille, le Havre, Reims, Lyon, sont organisés ou s'organisent. La chasse aux fraudeurs est ouverte.

Et il n'est que temps, je vous jure. Certes, si les négociants s'étaient contentés de mouiller leur vin ou de baptiser leur lait, on eût sans doute fermé les yeux comme on les ferme quand un boulanger ou un boucher vous content qu'ils pèsent leur pain « en pâte » ou leur viande « avec les déchets »; la Ville de Paris et l'État eussent continué à perdre bon an mal an une dizaine de millions à ce trafic douteux, et nul, comme il convient, ne s'en serait ému.

Mais les buffeteurs contemporains, presque aussi ingénieux que leur ancêtre Canthare dont les annales de la Grèce nous ont conservé le nom, n'hésitent pas à employer, pour « bonifier » leurs produits, les substances les plus dangereuses. Notez que des sociétés industrielles — j'en pourrais nommer ici — soutenues par des capitaux importants et par des influences considérables, vulgarisent avec une rare impudeur ces engins de destruction. Certains prospectus affirment même tranquillement que la science est impuissante à déceler la présence des agents dont ils recommandent l'emploi. « Et nous sommes obligés d'avouer — dit à ce propos le professeur Brouardel, — qu'ils .ont quelquefois momentanément raison. Certains industriels sont eux-mêmes des chimistes fort instruits ou sont doublés par eux. Ils se tiennent au courant des progrès les plus délicats de la science et on les a vus souvent devancer dans leurs découvertes nos savants les plus éminents. » La plupart de ces drogues nouvelles sont des toxiques violents qui, pris à haute dose, provoqueraient des accidents immédiats, mais qui, journellement ingérés à petites doses, agissent lentement, insidieusement et de manière à dérouter le médecin le plus sagace et le plus expérimenté. Que faire en effet contre un mal dont on ignore la cause?

Il y a dans l'histoire de la médecine une maladie célèbre qui est une preuve bien concluante de l'embarras où une intoxication lente et de cause inconnue peut mettre tout un corps médical; c'est une simple colique sèche qui eût été fort vulgaire si elle n'eût eu la propriété anormale de régner épidémiquement et d'avoir dans les pays chauds son maximum d'intensité. On l'a successivement appelée colique du Poitou, de Normandie, de Madrid, du Devonshire, des Antilles, suivant les localités où elle avait été observée; colique végétale, névrose du grand sympathique, colique des chauffeurs *(fireman's colic)* suivant l'opinion qu'on se faisait de sa nature; colique nerveuse, *dry-belly-ache,* suivant les symptômes qui paraissaient les plus importants, — et on a doctement discuté pendant des siècles sur sa cause probable.

En 1830, elle sévit brusquement sur nos matelots avec une gravité exceptionnelle; nos marins français, et notamment ceux qui faisaient campagne dans les régions intertropicales, étaient frappés à l'exclusion de leurs camarades des flottes étrangères mouillées à quelques pas de la nôtre. Douloureuse mais inexplicable bizarrerie de la maladie! Les médecins de la marine imaginaient explications sur explications. Segond pensait à une affection du grand sympathique tandis que Fonssagrives opinait pour une intoxication paludéenne. « L'atmosphère marine des côtes, disait de son côté Dutroulau, semble être le point d'émergence de la colique sèche qui frappe de préférence les navires au mouillage. »

On bataillait encore quand, en 1859, le docteur Lefèvre, directeur à Brest du service de santé de la marine, montra, par des preuves irrécusables, que les coliques incriminées n'étaient que des coliques saturnines. L'épidémie de 1830 avait coïncidé avec la mise en circulation des nouveaux bateaux à vapeur qui comprenaient dans leur construction une moyenne de 10,000 kilogrammes de plomb — c'est-à-dire une surface d'environ 70 mètres carrés d'émanations toxiques — sans compter les 500 ou 600 kilogrammes d'oxyde de plomb employés dans les peintures ou les mastics; les conduites des appareils distillatoires de l'eau d'alimentation, certains vases et beaucoup d'ustensiles étaient aussi en plomb ou mal étamés.

Personne pourtant n'avait, avant Lefèvre, songé au saturnisme à cause de la fréquence toute spéciale de la colique sèche dans les pays chauds. Lefèvre n'eut pas de peine à expliquer cette fréquence : « Les hommes, dit-il, boivent davantage sous ces latitudes et l'eau qu'ils absorbent est plus chargée de sels plombiques parce qu'elle est réglementairement acidulée de vinaigre qui dissout plus facilement les vases qui la contiennent. »

Sur les ordres du ministre de la marine, on supprima le plomb de l'armement des navires et la colique sèche disparut aussitôt.

Les Parisiens d'aujourd'hui sont dans la situation des matelots de 1830; presque tous — j'en excepte ceux qui, très riches, échappent, grâce à leur fortune, à la commune loi — presque tous subissent à des degrés différents les atteintes d'une lente intoxication. Ceci dit sans exagération et preuves en mains.

L'une des substances les plus répandues — depuis que M. Germain Sée en a préconisé l'emploi dans le traitement des rhumatismes articulaires aigus — pour falsifier, sous prétexte de conservation, les produits alimentaires est l'acide salycilique ; on en met dans le vin, la bière, le beurre et le lait, on s'en sert pour conserver le poisson et la viande de telle sorte que le plus sobre des hommes peut en absorber en moyenne deux grammes par jour ; c'est la moitié de la dose qu'on donne aux rhumatisants et aux gouteux.

Mais tous les malades n'ont pas pour le salycilate — d'ailleurs moins actif que l'acide salycilique employé par le commerce — la même tolérance ; ceux dont, pour une raison quelconque, les reins fonctionnent mal, absorbent le médicament au lieu de l'éliminer et sont rapidement frappés d'accidents, graves au point d'être mortels. « Chez les vieillards, — dit Brouardel qui a éclairé cette question comme Lefèvre a éclairé celle de la colique sèche, — dont les reins ne sont pas malades, mais simplement séniles, l'élimination d'une quantité d'acide salycilique qui disparaît de l'économie d'un enfant en vingt-quatre heures tarde parfois cinq et six jours. Si de nouvelles doses sont absorbées elles se surajoutent à celles qui sont incomplètement éliminées et peuvent amener l'intoxication. » Même alors que rien ne saurait faire présumer l'altération sénile on a pu observer des vomissements, des troubles nerveux chez les jeunes gens qui avaient pris des doses relativement assez faibles de salycilate de soude. Un médecin instruit ne peut donc pas être sûr que la médication salycilique ne produira pas d'accidents. Mais lorsqu'il a lui-même prescrit le médicament il en surveille les effets, il comprend la valeur des troubles auxquels il assiste, et à la première alerte il en diminue la dose ou le supprime totalement. En sera-t-il de même pour le médecin ignorant que le salycilate de soude a été subrepticement introduit dans l'économie, qui se trouve en présence de symptômes aussi alarmants que le délire, les vomissements prolongés et les convulsions ?

Nous aurions pu dire de la fuschine arsenicale et des autres dérivés de la houille ce que nous avons dit du salycilate; tous sont toxiques et leur mode d'action nous est inconnu. Or savez-vous dans quelle proportion ces agents sont répandus dans le vin que nous buvons ? Du 1er mars au 31 décembre 1881 on a analysé au Laboratoire 3,361 échantillons : 202 *étaient empoisonnés*. Est-ce à dire qu'il y ait à Paris six vins empoisonnés sur cent ? Non certes, puisque la plupart de ceux qu'on soumet à l'analyse sont suspects déjà et qu'on peut à la rigueur supposer que tous les toxiques sont passés entre les mains des experts. Mais il nous suffit pour nous donner le droit et l'envie de nous défendre d'être assurés que l'intoxication est possible. Tous les meetings du monde ne modifieront pas sur ce point l'opinion de la population parisienne. Le Laboratoire au contraire exercera une pression bienfaisante sur le commerce de notre pays, il servira encore à arrêter à la frontière les falsifications étrangères et ce ne sera pas là le moindre des services qu'il nous aura rendus.

(Avril 1883.)

L'AFFAIRE MONASTERIO

ET LA LOI DE 1838

Imaginez un pauvre diable, faible d'esprit au point de n'avoir plus d'autre but dans la vie que de tout peindre en bleu, et passant à badigeonner sa chambre, ses meubles et ses habits tout le temps qu'il n'employait pas à dormir; fort doux, d'ailleurs, et sans malice, jusqu'au jour où il résolut d'étendre sur sa femme une petite couche de sa couleur favorite. On dut s'opposer par la force à cet inqualifiable dessein. Le malheureux ne résista guère, mais devint inquiet, et garda dès lors, au fond de l'œil, une lueur alarmante. Son médecin, qui vit le danger, ordonna aussitôt son internement; mais il refusa d'obéir à l'ordonnance et déclara qu'il entendait vivre et mourir dans sa demeure azurée; même il mit à affirmer son refus une vivacité singulière qui augmenta les craintes de la famille. Ses manies devenaient aussi plus gênantes; il voulait installer la mer à domicile et inondait les voisins de l'eau qu'il répandait; obstiné toutefois dans sa détermination à ne pas sortir de chez lui, insensible aux prières et insouciant des menaces. La situation s'aggravait. Fort heureusement, le médecin de la maison était l'ami d'un aliéniste célèbre, qui, sur les instances de son confrère, consentit à venir lui-même chercher son futur pensionnaire. Préalablement muni d'un grand pot de couleur, il se présenta comme un fabricant de bleu céleste perfectionné; une heure après, malade et médecin partaient bras dessus, bras dessous, à la recherche d'une mine d'indigo. Ils allèrent ainsi jusqu'à la maison de santé, où le docteur fit « boucler » son compagnon; — je veux dire qu'on l'enferma pour lui donner les soins que nécessitait son état.

L'histoire de ce malheureux est au fond identique à celle de cette demoiselle Fidelia de Monasterio dont l'enlèvement vient de passionner l'opinion publique, et qui, vraisemblablement, n'eût occupé personne sans les détails tragiques qui l'ont accompagné, sans les personnages bizarres qui y ont été mêlés.

Pour tous ceux qui, sans parti pris, ont suivi les débats, Mlle de Monasterio était folle et fille de folle; inoffensive, si vous voulez, mais maniaque, et, de l'aveu même de ceux qui la croyaient guérie, « innocente et simple d'esprit »; sa mère avait donc le droit et le devoir de la faire soigner. Sans doute — et c'est en quoi toute cette affaire a été particulièrement triste — Mme de Monasterio convoitait davantage la fortune de son enfant qu'elle ne songeait à sa santé; sans doute, si sa sœur eût été sans ressources, M. Carlos Lafit eût considéré son départ comme un précieux débarras. Mais supposez un instant que Mme de Monasterio ait été la plus digne des mères, M. Lafit le plus désintéressé des frères et feu Mme Chalenton une intrigante avide d'accaparer l'argent (ou simplement ces bonnes grâces spéciales dont on a parlé dans le procès) de Mlle Fidelia, qu'aurait, en pareil cas, pu faire Mme de Monasterio?

La loi de 1838 dit expressément [1] :

Art. 18. — A Paris, le préfet de police ordonnera d'office

1. Titre II, section II, *Des placements ordonnés par l'autorité publique.*

le placement dans un établissement d'aliénés, de toute personne, interdite ou non interdite, dont l'état d'aliénation compromettrait l'ordre public ou la sûreté des personnes. Les ordres des préfets seront motivés et devront énoncer les circonstances qui les auront rendus nécessaires.

Art. 19. — En cas de danger imminent attesté par le certificat d'un médecin ou par la notoriété publique, les commissaires de police de Paris ordonneront, à l'égard des personnes atteintes d'aliénation mentale, toutes les mesures provisoires nécessaires, à la charge d'en référer, dans les vingt-quatre heures, au préfet qui statuera sans délai.

Mme de Monasterio espérait un peu faire croire au préfet de police que l'état d'aliénation de sa fille était de nature à « compromettre l'ordre public ou la sûreté des personnes ». Dès le mois d'août 1872, elle s'adressait au Parquet pour obtenir à la fois l'examen médical de Mlle Fidelia et des poursuites contre Mme Chalenton. Après enquête, l'internement d'office qu'elle sollicitait lui était refusé. En septembre, nouvelle tentative en revendication de tutelle, nouvelle enquête, nouveau refus. « Elle fut naturellement, dit l'acte d'accusation du procès, renvoyée à se pourvoir ainsi qu'elle aviserait. » Elle avisa l'article 8 de la loi de 1838 et se pourvut de trois ou quatre mauvais drôles pour assurer l'exécution de son projet. Mlle de Monasterio n'était point en effet dangereuse pour l'ordre public ni même pour la sûreté des personnes; elle était calme, rangée, « très gentille », dit un témoin. Il fallait absolument avoir recours au placement volontaire, sur lequel la loi s'exprime ainsi :

Art. 8. — Les chefs ou préposés responsables des établissements publics, et les directeurs des établissements privés et consacrés aux aliénés, ne pourront recevoir une personne atteinte d'aliénation mentale, s'il ne leur est remis : 1° une demande d'admission contenant les noms, profession, âge et domicile tant de la personne qui la formera que de celle dont le placement sera réclamé, et l'indication du degré de parenté, ou à défaut de la nature des relations qui existent entre elles...; 2° un certificat de médecin constatant l'état mental de la personne à placer, et indiquant les particularités de sa maladie et la nécessité de faire traiter la personne désignée dans un établissement d'aliénés et de la tenir enfermée...; 3° le passe-port ou toute autre pièce propre à faire constater l'individualité de la personne à placer...

Le passe-port ni la demande d'admission n'étaient difficiles à établir; le certificat de médecin semblait seul moins commode à trouver. Après des tentatives infructueuses auprès de quelques praticiens sans diplôme, — des *irréguliers*, comme on dit en Amérique — Mme de Monasterio découvrit M. le docteur Pinel, dont le grand nom semblait pourtant devoir être une garantie de rigoureuse moralité; mais il y a loin de 1792 à 1883.

M. Pinel donna donc le petit papier qu'on sollicitait de sa complaisance; et les différentes formalités exigées par la loi se trouvèrent ainsi remplies. Mais comment alors s'y prendre pour décider Mlle Fidelia à se laisser enfermer? Il était de toute évidence qu'elle n'abandonnerait point une intimité que les avocats n'ont pas craint de qualifier d'excessive, et qui sans doute avait son charme, pour regagner le sordide taudis où végétait sa mère, entre un tas d'immondices et quelques vieilles bouteilles d'alcool. Or, la loi n'autorise point à requérir, pour les placements volontaires, les agents, les soldats ou les gendarmes; la force publique ne se mêle que des placements d'office; quiconque veut interner un idiot récalcitrant est livré à ses propres ressources. Les acolytes de Mme de Monasterio avaient à choisir entre la ruse et la violence; persuadés que la ruse ne réussirait pas, ils ont opté pour la violence, et enlevé brutalement Mlle Fidelia. Il leur eût été impossible d'agir différemment et c'est la raison pourquoi l'affaire Monasterio restera au nombre des causes célèbres non jugées; car la chambre des mises en accusation se gardera d'envoyer devant la cour d'assises des prévenus qui (sauf la violation de domicile) ont strictement obéi à une loi incomplète[1].

Il y a beau temps qu'on attaque cette loi de 1838, qui réalisait pourtant sur le passé un si énorme progrès; le reproche que les jurisconsultes lui ont toujours adressé, c'est de mettre entre les mains d'un médecin sans scrupule la liberté d'un homme libre. Néanmoins, les séquestrations arbitraires sont rares; on en a parlé beaucoup vers la fin du second Empire, à propos d'un homme politique que le gouvernement fit séquestrer. L'honorable médecin légiste, qui avait signé le certificat d'internement, fut gravement compromis devant l'opinion publique jusqu'au jour où l'autopsie de ce malheureux, mort d'une hémorrhagie cérébrale sur les marches de l'Hôtel-Dieu, vint donner à son diagnostic une tardive mais éclatante confirmation. « J'ai regardé de près, — dit M. Maxime du Camp, — dans cette question des séquestrations arbitraires; des masses de documents scientifiques et administratifs ont passé entre mes mains, et je ne connais qu'une séquestration arbitraire, une seule. Elle date des premiers temps du Consulat. Bonaparte, trouvant pour la quatrième fois, sur sa table de travail, deux livres infâmes envoyés par leur auteur, écrivait : « Enfermez le nommé de Sade comme un fou dangereux. » L'ordre fut exécuté. Parmi ceux qui ont eu le courage de feuilleter les ouvrages de cet homme, qui donc oserait dire que, tout arbitraire qu'elle fût dans la forme, cette séquestration n'ait pas été justifiée? »

1. L'événement a confirmé nos prévisions.

Il faut néanmoins reconnaître qu'il y a dans cette loi de 1838 deux ou trois lacunes que l'affaire Monasterio vient de signaler de nouveau à l'attention des législateurs. L'une de ces lacunes est assurément l'impossibilité où l'on se trouve de faire, sans avoir recours à la violence, le placement volontaire d'un aliéné qui refuse d'obéir aux injonctions de sa famille ou de son médecin.

C'est cette lacune que se propose de combler le projet de loi déposé au Sénat par le gouvernement, depuis le 25 novembre 1882, et élaboré par une commission extra-parlementaire qui comprenait (outre les sénateurs, députés, conseillers d'État, fonctionnaires, jurisconsultes et conseillers municipaux) MM. les docteurs Brouardel, Lasègue, Bal, Foville, Baillarger et Lunier. Voici le texte de l'exposé des motifs du projet.

Lorsqu'il s'agit de fixer les prescriptions relatives aux placements volontaires, on se trouve en présence de deux doctrines contraires. Les uns, estimant que les placements volontaires doivent être suspects au législateur, et préoccupés avant tout de conjurer le péril d'une séquestration arbitraire, s'efforcent d'en trouver le moyen dans une procédure minutieuse et rigoureuse, préalable à tout placement de cette nature. Les autres, plus touchés des dangers que peut entraîner pour la sécurité publique, pour la famille de l'aliéné et pour le malade lui-même, tout retard apporté à son placement, et par suite à son traitement, sont hostiles aux formalités d'une procédure longue et compliquée qui peut, à leurs yeux, compromettre la guérison de l'aliéné. Dans les innovations que nous vous proposons, nous nous sommes appliqués à éviter les inconvénients de l'un et de l'autre système, radicalement entendus, et à concilier dans une mesure nécessaire et suffisante les deux intérêts qu'une législation sur les aliénés a pour but de garantir : la sécurité publique et la santé du malade.

Art. 11. — L'article 8 de la loi de 1838 prescrit, préalablement à l'admission de l'aliéné, la production d'un certificat de médecin constatant la nécessité du placement. A ce certificat unique, nous vous proposons de substituer, soit un rapport signé de deux médecins, soit deux rapports différents au procureur de la République. Cette disposition, empruntée à la législation anglaise et dont une longue pratique a démontré les avantages, permet d'éviter les inconvénients que l'expérience a révélés dans le certificat unique. La conformité d'avis exigée entre les deux médecins signataires du rapport ou des rapports dont s'agit constitue, pour la personne dont le placement est demandé dans un établissement d'aliénés, une garantie nouvelle dont l'importance ne vous échappera pas. En disposant, en outre, que ces avis devront être circonstanciés, et indiquer notamment la dernière visite faite au malade par les signataires, les symptômes et les phases de la maladie ainsi que les raisons d'où résulte la nécessité de le faire traiter dans un établissement d'aliénés et de l'y tenir enfermé; nous lui assurons la garantie d'une double consultation médicale, au vrai sens du mot, c'est-à-dire engageant la responsabilité de ses auteurs, sans que cette légitime exigence apporte aucune complication dans la procédure, ni aucun retard dans le traitement du malade.

La phrase est laborieuse, mais l'intention est excellente. Le futur article 11 aura pour résultat de lier les mains aux docteurs Pinel de l'avenir et il permettra néanmoins de donner aux malades des soins immédiats, ce qui importe assez. Mais la loi nouvelle néglige, comme l'ancienne, d'indiquer par quels moyens on pourra effectuer un placement volontaire contre le gré du malade. Il ne faut pas perdre de vue que tous les aliénés ont l'horreur instinctive de l'asile ; nul n'y veut entrer et tous, même lorsqu'ils y sont confortablement installés, demandent à en sortir ; quelques-uns avec une logique dans le raisonnement, une netteté d'expression qui frappe beaucoup les profanes, j'entends tous ceux qui, même médecins, n'ont pas fait de l'aliénation mentale une étude particulière. On sait de reste que certains fous sont, en dehors de leur manie, remarquablement intelligents. André Gill peignait dans sa cellule de Charenton un tableau — *le Fou!* — qu'on admirait au Salon ; il écrivait un livre de souvenirs : *Vingt ans de Paris*, tout vibrant de jeunesse et de poésie, et quelques jours après, « on le ramassait sur une route de campagne, jeté en travers d'un tas de pierres, l'épouvante dans les yeux, la bouche ouverte, le front vide, fou, refou », — comme dit son ami Alphonse Daudet dans la touchante préface du même volume. Voilà la folie ; inoffensive, latente, un jour ; déchaînée, terrible le lendemain. Tel qui s'est endormi raisonneur et calme, se réveille dément et furieux.

Ceux auxquels manquent la fortune ou le dévouement pour soigner les aliénés qui n'ont encore donné aucun signe de fureur, doivent donc trouver dans la loi la possibilité de faire interner leurs malades. Cela est indispensable pour la sûreté des uns et pour la santé des autres ; le triste incident qui vient d'ensanglanter le boulevard des Italiens est une preuve nouvelle de cette impérieuse nécessité.

Sauf cette petite lacune, le projet de loi du gouvernement est conçu dans un excellent et large esprit de conciliation. Il est fâcheux seulement qu'il n'ait pas été discuté et voté depuis deux ou trois mois. Le drame Monasterio n'eût pas défrayé la chronique des gazettes ; nous ignorerions l'existence d'un homonyme du bon Pinel et le digne M. Rivière, ancien aide-major et docteur de Louvain, serait resté dans l'ombre favorable à ses capacités scientifiques ; l'honnête M. Chalenton n'eût point assassiné sa femme, et nous ignorerions encore que M. Luigi exerçait honorablement, à Paris, une médecine dépourvue de légalité. Mais Mlle Fidelia serait, sans doute, enfermée quand même, et peut-être Mme de Monasterio, au moins aussi démente que sa fille, serait-elle également entre les mains d'un aliéniste. Ce qui prouve tout à la fois, que la bande Monasterio ne passera pas en cour d'assises, et qu'il faut modifier au plus vite une loi qui permet de laisser impunis d'aussi douloureux scandales.

(Mai 1883.)

PETITS LOGEMENTS PARISIENS

J'ai connu dans mon pays un ouvrier économe et adroit qui, de ses propres mains et à ses rares heures de loisir, avait construit, non loin de la ville, une petite maison de campagne, — un *mazet*, comme on dit chez nous. C'était proprement sa villa. Elle se composait d'une pièce unique, d'une terrasse, d'une tonnelle et d'une citerne; elle était bâtie en pierres sèches protégées par un enduit grossier de sable et de chaux; tapissée à l'intérieur, en manière d'ornement, de vieux journaux illustrés. A l'époque où il hérita de la vigne au milieu de laquelle il éleva sa bicoque, ce brave homme songea d'abord à y installer un abri pour pouvoir, le dimanche, chasser les grives au filet ou trinquer avec de bons compagnons. Peu à peu, l'ambition lui vint de transformer en maison sa masure; la besogne était rude : une journée par semaine seulement, et tout à faire ! On y mit de la complaisance; quelques amis se firent un plaisir d'aider de leurs conseils et de leurs bras le futur propriétaire; son patron lui donna des planches pour la toiture et du ciment pour la citerne. Pendant trois ans, le pauvre diable travailla, laborieux comme une fourmi et industrieux comme un castor. Parfois l'hiver, plus souvent l'été, interrompaient l'œuvre commencée; c'était le vent qui jetait une muraille par terre, le soleil qui tarissait les sources voisines. Enfin, le jour vint de « planter la crémaillère » ; — jour inoubliable qu'on fêta gaiement. Pourtant la maison n'était pas belle; l'homme qui l'avait si courageusement édifiée n'étant ni maçon, ni couvreur, ni menuisier, ni serrurier, ni architecte, elle ne pouvait être que vilaine, informe, perméable à la pluie, froide au temps froid, chaude au temps chaud. Mais elle était sienne, il lui lançait des regards de nourrice à nourrisson, et il disait « mon » mazet autrement qu'il ne disait « mon » père ou « ma » femme; il ne tarda pas d'ailleurs à avoir de la valeur des choses une conception nette et devint rapidement propriétaire, c'est-à-dire économe, rangé, prudent, soucieux de son intérêt propre et curieux de l'intérêt public.

De bonne foi, n'est-ce pas là, au misérable qui n'a d'autre perspective pour sa vieillesse que l'hospice, d'autre refuge en cas de maladie que l'hôpital, un but, une délivrance, une fin? Les économistes sincères, les philanthropes désintéressés l'ont toujours pensé et souvent écrit. Il ne suffit malheureusement pas, dans la tortueuse marche de notre civilisation vers le progrès, de propager une idée saine pour la voir mettre en pratique par ceux auxquels incomberait ce soin; il faut qu'une crise l'impose brutalement.

Tout le monde sait, depuis que M. Martin Nadaud l'a appris à nos représentants ébahis, qu'il y a en France 7,300,600 « martyrs »[1] qui habitent 219,270 maisons sans fenêtres, et 11,155,816 autres citoyens qui ne sont pas beaucoup mieux lotis. Que pensez-vous qu'on a fait pour ces déshérités? Des lois qui n'ont pas eu force de loi[2], des

1. Martin Nadaud. — Projet de loi à la Chambre des députés, 3 décembre 1881.

2. Loi du 14 décembre 1789. Loi des 16-24 août 1790. Loi des 19-22 juillet 1791. Loi du 28 pluviôse an VII. Loi du 13 juillet 1837. Loi de 1859. Voir : A. J. Martin. Rapport sur les projets de revision de la loi de 1850 sur les logements insalubres. (*Bulletin de la Société de médecine publique,* 1882.)

règlements qu'on n'a pas appliqués, et quelques tentatives économiques qui ont généralement avorté et dont nous résumerons la courte histoire.

On a dit souvent — et sans doute un peu légèrement — qu'une question posée était à moitié résolue. Il y a trente ans que les hygiénistes, dont c'était le devoir, ont posé la question des logements parisiens: sommes-nous seulement à la veille de la résoudre ? Théoriquement le problème est simple. Parmi les quelques millions de contribuables cités par M. Martin Nadaud, les uns sont susceptibles de se fixer, de vivre régulièrement ; offrons-leur des maisonnettes propres, riantes, séparées les unes des autres, autonomes et peu coûteuses, payables par annuités. D'autres sont fatalement nomades, irrémédiablement locataires; construisons, si possible, pour ceux-là des casernes spacieuses, ventilées, propres et salubres.

Il semble qu'on ait aujourd'hui bien compris cette double nécessité. « On est d'accord pour reconnaître (dit M. Gamard dans son rapport au Conseil municipal sur le projet de convention à intervenir entre l'État et le Crédit foncier), qu'en dehors des grands centres de population, le meilleur système de création de logements à bon marché est celui qui consiste dans la construction de petites habitations pouvant loger une famille, et que le meilleur moyen d'amélioration matérielle et morale est de permettre à chacun d'en devenir propriétaire par le paiement, pendant un certain laps de temps, d'un loyer modéré... Mais à Paris, il est absolument nécessaire d'élever de grands immeubles donnant, sauf le luxe, les mêmes avantages que ceux des quartiers riches. » Et pour faire face aux dépenses que de semblables constructions exigeraient, on s'est avisé d'un stratagème financier aux termes duquel le Crédit foncier s'engagerait à prêter pour soixante-dix années sur hypothèques des maisons édifiées, à concurrence de 20 millions de francs ; l'État garantirait l'amortissement, le propriétaire n'ayant à payer que l'intérêt.

En outre, les matériaux destinés à ces constructions seraient dégrevés de tous droits d'octroi, les bâtisses et terrains étant également exempts des droits de mutation, d'impôt foncier, des taxes municipales, etc.

On voit par ces sacrifices que, comme le dit très franchement M. Gamard, « il ne s'agit plus seulement de faire œuvre de philanthropie, mais bien de remédier à une nécessité économique de premier ordre ».

Déjà, alors que l'État ne songeait pas encore à les encourager, quelques particuliers avaient essayé de « remédier à cette nécessité économique de premier ordre ». La plus ancienne et la plus importante des tentatives privées pour l'amélioration des logements ouvriers est celle de Mulhouse. « Dès 1835, un grand industriel alsacien, M. André Kœchlin, faisait bâtir autour de ses usines 36 logements, comprenant deux chambres, une cuisine, un grenier, avec une cave et un jardin. L'ouvrier n'obtenait ces logements, loués d'ailleurs à prix modérés, qu'à la condition de cultiver son jardin de ses mains, d'envoyer ses enfants à l'école, de faire chaque semaine un dépôt à la caisse d'épargne et de payer 15 centimes à la caisse des malades[1]. » En juin 1853, une association — la *Société mulhousienne des cités ouvrières* — se forma dans le but de continuer et de compléter l'œuvre ébauchée par M. Kœchlin. « Les fondateurs de la *Société mulhousienne* voulurent faire de leur locataire le patient acquéreur d'un immeuble expérimenté et désiré; puis, bientôt, le conservateur attentif et jaloux d'un bien légitimement conquis.

1. E. Trélat. *Rapport sur les maisons et cités ouvrières au Congrès international d'hygiène de Paris.* Août 1878.

Ils abordèrent ainsi cette haute pensée de transformer une population de prolétaires nomades en une population de familles fixées au sol et le possédant[1]. » En 1854, la Société avait dépensé 256,400 francs et construit 100 maisons, dont 49 avaient trouvé des acquéreurs ; en 1864, elle avait dépensé 1,753,875 francs et 616 maisons se trouvaient construites, parmi lesquelles 552 étaient vendues. En juin 1878, la cité comptait 948 maisons vendues en totalité.

M. Jean Dollfus — un patriote admirable auquel la France doit beaucoup et qui avait été un des plus actifs promoteurs de la Société mulhousienne — voulut tenter à Paris l'opération qui avait si merveilleusement réussi à Mulhouse, et il chargea son architecte, M. l'ingénieur Em. Muller, de construire dans la banlieue parisienne une vingtaine d'habitations ouvrières. Or, les maisons de Mulhouse comprennent soit un rez-de-chaussée avec deux chambres, une cuisine, une cave, un grenier et un jardin; soit un rez-de-chaussée avec cuisine, chambre et cabinet, et un premier avec trois chambres à coucher, sans compter le jardin, le grenier et la cave[2]. Elles occupaient, en totalité, 160 mètres superficiels et coûtaient de 2,555 fr. 60 à 3,107 fr. 55, que les locataires payaient de 20 à 25 francs par mois, pendant 13 ans et 5 mois, à l'expiration desquels ils devenaient propriétaires. A Paris, le prix des terrains, la cherté des constructions et l'indifférence des ouvriers rendaient le problème particulièrement complexe ; M. Jean Dollfus l'abandonna. Mais un ingénieur philanthrope, M. Em. Cacheux, qu'il avait intéressé à son entreprise et qui s'était généreusement passionné pour cette question, résolut de pousser plus loin l'étude ébauchée.

1. E. Trélat. *Rapport sur les maisons et cités ouvrières au Congrès international d'hygiène de Paris.* Août 1878.

2. *Habitations ouvrières et agricoles*, par Em. Muller, 1855-56.

« Je suis arrivé, dit-il [1], à la conviction qu'il est possible de doter Paris d'habitations ouvrières soit isolées, soit à étages; mais pour cela il faut agir avec de grands capitaux et employer diverses méthodes, suivant les quartiers. Voici les expériences faites par moi et qui viennent à l'appui de mon assertion. Mon premier essai a été fait aux Lilas, près Paris, où j'ai utilisé neuf mille mètres de terrain de la manière suivante : j'ai commencé par faire des rues; puis j'ai vendu les terrains bien placés pour regagner la perte des terrains employés pour les rues et j'ai donné ces derniers à la commune en échange des frais de viabilité; ensuite j'ai construit plusieurs types de maisons que j'ai vendues par annuités; enfin j'ai vendu le reste de mon terrain en prenant l'engagement d'avancer aux acquéreurs les trois quarts de la somme nécessaire pour construire et en leur accordant un délai de quinze années pour se libérer. J'ai donc opéré en combinant le système de Mulhouse avec celui qui est employé par les *building-societies* en Angleterre. Mon opération a réussi au point de vue pécuniaire. J'ai vendu mon terrain au prix de 15 fr. le mètre; les maisons les plus économiques construites par moi aux Lilas ont coûté 4,400 francs; le prix du terrain, joint à celui de la clôture du puits, etc., en a élevé le prix de vente à 6,000 francs. »

Ces habitations comprenaient : salle à manger, cuisine, cabinets, deux chambres, privé, cour, grenier et puits mitoyen. Ce prix de 6,000 francs est évidemment un prix minimum et fort restreint pour les maisons isolées. Les maisons groupées peuvent revenir à meilleur compte; M. Cacheux l'a démontré, car il a fait sur d'autres points de Paris des tentatives nouvelles.

A Auteuil d'abord, rue Boileau, à 100 mètres de la

1. *Le Philanthrope pratique,* par Em. Cacheux, 1re partie, 1882.

station du Point-du-Jour, dans la verdure et dans les fleurs, il a construit deux séries de petits immeubles : douze maisons à rez-de-chaussée, gracieuses d'aspect, élégamment parées à l'extérieur, suffisamment confortables à l'intérieur. Ces logis charmants ont tous été vendus, et par une sélection curieuse, les maisonnettes à un étage ont été achetées par des employés ; celles à rez-de-chaussée par des ouvriers, presque tous typographes. Elles ont coûté 5,000 francs environ.

Au sud de Paris, au bout de la rue de la Glacière, en face de la porte de Gentilly, M. Cacheux éleva un autre groupe de cités ouvrières, les unes à rez-de-chaussée, entre deux jardins, dans la rue Jean Dollfus; les autres à un étage, entre cour et jardin, sur le boulevard Kellermann, avec, pour point de vue, les pentes gazonnées du talus des fortifications. Les maisons à un étage ont $4^{m}60$ de façade sur 8 mètres de profondeur; celles à rez-de-chaussée ont 7 mètres de façade et une profondeur égale ; elles reviennent, les premières à 5,360 francs; les secondes, à 4,140 francs, terrain non compris. Toutes les pièces sont munies de cheminées. Les murs des caves, les murs de face ainsi que ceux de refend sont en moellons, avec mortier de chaux et terre calcaire. L'enduit extérieur est fait de mortier de chaux; celui de l'intérieur est en plâtre sur crépi de mortier. La charpente et la menuiserie sont en sapin ordinaire; le plancher du rez-de-chaussée est en fer; celui du premier étage, ainsi que le faux plancher, est en sapin [1].

J'estime que les entrepreneurs que l'État va subventionner n'auront rien de mieux à faire qu'à suivre l'exemple de M. Cacheux, et à construire comme lui. Mais il est

1. *L'Étude et les progrès de l'hygiène en France de 1877 à 1882*, par H. Napias et A. J. Martin.

probable qu'on leur imposera quelques conditions d'hygiène et qu'on leur interdira, par exemple, les puisards et les fosses fixes que M. Cacheux, qui n'avait d'égout ni à la Glacière, ni à Auteuil, n'a pu éviter. Il convient, en effet, de profiter du mouvement qui, sans doute, va se produire dans les constructions à bon marché, sous le contrôle immédiat de l'État, pour mettre en pratique les préceptes hygiéniques que les architectes dédaignent généralement avec une incroyable désinvolture. Certes, le seul fait de chasser non seulement les ouvriers, mais encore les petits employés des malsaines demeures où ils végètent et de les loger soit dans des maisons isolées, soit dans de grandes cités convenablement disposées, constitue un progrès indéniable et une véritable mesure hygiénique.

Il est de notoriété publique qu'un grand nombre « d'appartements » parisiens sont de simples taudis; mais le balayage de ces bouges ne nous suffit pas. Nous prétendons que les maisons futures ne soient pas disposées d'après les errements anciens ; aussi bien, puisqu'en cette occurrence l'État tiendra la caisse, il pourra se faire obéir. L'administration l'a jugé ainsi, et elle prépare un cahier des charges assez sévère, dont M. le Dr du Mesnil a fourni les éléments. Nous ne saurions mieux exposer que notre savant confrère le résumé de son expérience et de ses expériences ; voici la note même qu'il a communiquée à la Commission administrative (1re sous-commission) des logements à bon marché :

« ..... Après avoir posé en principe que la condition nécessaire pour l'édification d'un de ces immeubles dans un quartier quelconque est l'existence sous la voie publique en bordure de laquelle il s'élèvera d'une distribution d'eau et d'une canalisation d'égout, examinons comment dans la construction et dans l'aménagement de la maison on peut prévoir les causes d'insalubrité résultant de son habitation par une population pauvre et qui a trop souvent peu de souci des choses de l'hygiène.

La détermination de la nature des matériaux à employer, du moins pour certaines parties de ces maisons, n'est pas indifférente. La cause la plus fréquente d'insalubrité dans les rez-de-chaussée des immeubles habités par les ouvriers et le petit commerce dans les quartiers excentriques, est en effet l'humidité résultant de l'emploi pour la construction de matériaux hygroscopiques. On prescrit bien consécutivement pour y remédier des lambris en bois à l'intérieur et autres palliatifs insuffisants, mais ne vaut-il pas mieux prévoir les inconvénients résultant de cet abus que d'y remédier incomplètement quand ils se sont produits ?

L'épaisseur des murs qui sont des réservoirs de chaleur ayant une importance considérable sur la température des pièces habitées, il y aura lieu de fixer un minimum d'épaisseur des murs. Ne pourrait-on pas proposer 36 centimètres pour le rez-de-chaussée et le premier, 25 centimètres pour les étages supérieurs ?

Deux questions doivent être étudiées plus particulièrement :

1° Les dimensions des pièces destinées à l'habitation. 2° Le renouvellement de l'air qu'on y respire. Nous estimons que toute pièce habitée de jour et de nuit doit avoir un minimum de 3 mètres. Toute pièce habitée de jour et de nuit devra être munie d'une cheminée et éclairée directement. La superficie des fenêtres devra être déterminée par le cahier des charges; elles devront descendre jusqu'à 30 centimètres au-dessus du plancher. La préoccupation la plus grave dans des constructions de cet ordre est d'assurer la propreté constante des parties de la maison qui sont à l'usage commun de tous les locataires; et c'est sur ce point spécial que doit porter l'effort, car la pratique démontre que c'est là que prennent naissance et se développent le plus souvent les émanations qui infectent consécutivement l'immeuble. Dans les habitations des quartiers pauvres, l'allée ou couloir par laquelle on accède aux différents étages est généralement traversée dans sa longueur par un caniveau qui amène au dehors de l'habitation les eaux pluviales et ménagères de tout l'immeuble. Ce caniveau est quelquefois couvert; mais très fréquemment, dans les maisons dont nous nous occupons, les liquides entraînant des détritus de toute nature y circulent lentement à ciel ouvert, déversant dans le couloir, dans la cage de l'escalier, des odeurs fétides. Ces eaux résiduaires n'arrivent le plus souvent dans ce caniveau qu'après avoir croupi et s'être putréfiées dans les interstices mal rejointoyés du pavage d'une cour ou d'une courette sur la surface de laquelle elles s'étalent en nappe à la sortie des tuyaux de descente. Dans la plupart des cours de ces maisons, à ces liquides infects viennent se joindre les eaux venues des cabinets d'aisances des cours dont nous parlerons plus bas; de là infection du sol et de l'atmosphère de l'habitation.

Nous pensons qu'il y a lieu, pour éviter ces inconvénients, de prescrire dans toutes les habitations dont les constructeurs voudraient jouir du bénéfice des dégrèvements proposés, le pavage de toutes les cours ou courettes, pavage rejointoyé en ciment et dont la pente sera réglée de façon à renvoyer dans un siphon, qui les recevra par une canalisation souterraine, la totalité des eaux de l'immeuble sans circulation à l'air libre dans aucune partie de la maison.

Dans toutes ces cours ne devrait-on pas — surtout lorsque les rez-de-chaussée sont loués à des commerçants au détail recevant un public nombreux, tels que les marchands de vins, les restaurateurs, ou à des fabricants ayant un personnel plus ou moins considérable — ne devrait-on pas exiger dans ces cours, outre les cabinets d'aisances, l'installation d'un urinoir à effet d'eau?

Toute habitation doit être pourvue d'une cour disposée de telle façon qu'aucune fenêtre ne soit à moins de huit mètres des constructions qui lui font face. Il est indispensable dans ces cours de placer un récipient dans lequel seront jetées chaque jour et enlevées régulièrement les ordures ménagères de tous les locataires. Il faut avoir visité, le matin, certains de ces logements se composant d'une pièce et d'une cuisine, pour se rendre compte de l'infection y produite par le séjour durant toute la nuit des détritus de toute nature, épluchures de légumes, débris de poissons qu'on est obligé d'y conserver du soir au matin jusqu'à l'heure où passe le tombereau de la Ville.

Les règlements existants prescrivent à des époques déterminées le nettoyage des façades sur rue; les surfaces intérieures, c'est-à-dire celles des couloirs, des escaliers, des cours et courettes sur lesquelles viennent se déposer et se décomposer toutes les matières organiques en suspension dans l'atmosphère, réclament plus impérieusement encore un nettoyage fréquent, il devra être prescrit dans le cahier des charges au moins tous les ans pour les façades au badigeon, et tous les trois ans pour les façades à l'huile.

Afin de permettre l'entretien de la propreté et par conséquent le maintien de la salubrité dans tout l'immeuble, il y aura une distribution d'eau, au rez-de-chaussée et dans les étages que le service des eaux pourra atteindre.

La cause la plus générale et la plus grave d'infection dans les maisons de la nature de celles dont nous nous occupons est la mauvaise installation des cabinets d'aisances à usage commun et l'incurie que les propriétaires et les locataires apportent dans leur entretien. Est-il possible d'obtenir, sans une surveillance spéciale qui n'est pas praticable en dehors des hôpitaux, écoles, prisons, etc., qu'un cabinet d'aisances à usage commun soit tenu en bon état de propreté? Nous ne le pensons pas. Aussi, nous n'hésitons pas à demander que chaque logement dans les immeubles à construire ait son cabinet d'aisances particulier, établi conformément aux exigences de la salubrité... »

Il est vraisemblable que les entrepreneurs suivront, à quelques détails près, les instructions du docteur du Mesnil. Les mesures d'hygiène seront d'ailleurs faciles à prendre dans le type des petites maisons; elles seront plus difficiles dans le type des grandes maisons garnies ou non garnies. Et ce type lui-même ne sera pas commode à établir; non que les modèles manquent, — depuis celui de M. de Madré[1] qui ne contient que quatre logements par étage ou celui de M. Allain qui réalise certaines améliorations indispensables, jusqu'aux immenses cités de l'*Asso-*

1. Muller et Cacheux, *Les Habitations ouvrières en tous pays*.

ciation métropolitaine anglaise ou de la *Société immobilière de New-York*, — mais, en France, les casernes d'ouvriers n'ont généralement pas eu de succès ; je n'en veux d'autre preuve que les dix-sept maisons construites pour 2 millions, en 1852, au boulevard Mazas, par un gouvernement avide d'attirer à lui la confiance hésitante, et qu'on a dû se décider à livrer à la spéculation. Peut-être un type mixte expérimenté à Paris depuis peu de temps et comprenant deux escaliers (un escalier de maître, un escalier de service) pour les deux premiers étages loués en entier à des bourgeois aisés, et un troisième escalier destiné aux étages supérieurs morcelés et loués à des employés ou à des ouvriers, réussira-t-il mieux ?

Je le souhaite, et pour l'instant, je le suppose. Une autre obligation s'imposera alors à l'administration : celle de conserver ce qu'elle aura si chèrement établi. Déjà en 1850, et plus récemment en 1878, des ordonnances de police complètes et bien conçues règlent les devoirs des propriétaires et des locataires, au point de vue de la salubrité ; chacun sait que ces règlements ne sont jamais observés, parce que nul n'a le pouvoir d'en contrôler l'observation, et que les rapports des commissions des logements insalubres ne reçoivent pas la sanction légale à laquelle ils devraient avoir droit. « Quand un coffre de cheminée est crevassé, disait un jour M. Delaunay à la *Société de médecine publique*, la préfecture de police agit de suite afin de prévenir un incendie. C'est une question de sécurité qui est tranchée immédiatement. Mais si, dans la même pièce, un appareil de chauffage est dépourvu de tuyau de dégagement, ce n'est plus une question de sécurité, mais une question de salubrité qui sera soumise successivement à la commission des logements insalubres, au conseil de préfecture, en cas de recours du propriétaire, et qui ne sera résolue qu'au bout de plusieurs mois, et même de plusieurs années... »

Que l'administration y prenne garde. Des sommes énormes vont être dépensées; avec un peu de vigilance, un pas énorme peut dès aujourd'hui être fait. Mais si on livre les immeubles qu'on va construire à grands frais à la fantaisie, au caprice, à l'incurie ou à la cupidité des propriétaires, nous en serons, dans dix ans, au même point qu'hier.

(Juin 1883.)

NOS SOLDATS AU TONKIN

Les citoyens les plus dédaigneux de la géographie, ceux dont les notions n'allaient pas jusqu'à distinguer la Cochinchine du Japon, savent depuis deux mois que le Tonkin (Ton-quin, Tong-Kin ou Tunkin) est une province septentrionale du royaume d'Annam, limitée par la Chine, le Laos Birman et la mer, exactement située entre le 18e et le 23e degré de latitude nord. Nul ne voudrait en France ignorer aujourd'hui que ce pays, plat sur les côtes, est à l'intérieur couvert de forêts et de hautes montagnes; que le climat en est doux et le sol fertile; que l'industrie minière pourrait y devenir florissante, que les Tonkinois préfèrent le protectorat français au despotisme annamite et que les Anglais qui cherchent une route pour aller de l'Inde en Chine ne demandent qu'à « coloniser » notre conquête; tout le monde enfin connaît par le menu le moindre détail de l'héroïque aventure qui livra à cent dix-neuf gaillards résolus et merveilleusement commandés la citadelle d'Ha-Noï, forte de sept mille hommes. Mais il a fallu, pour populariser cette douloureuse épopée, la triste fin d'un marin hardi et lettré dont l'originale existence, singulièrement partagée entre les travaux de l'esprit et les fatigues du métier militaire, avait intéressé Paris. Ainsi la mort du commandant Rivière a plus servi peut-être la cause qu'il était allé défendre là-bas que la brillante campagne de Francis Garnier ou les négociations adroites aux aines, aux aisselles et au cou et atteignant le volume d'un œuf de poule ou d'un œuf d'oie... J'ai extrait ces renseignements d'un rapport de fin de campagne de M. le médecin en chef Vauvray. Il les tenait lui-même d'un jeune Français, M. E. Rocher, attaché à la douane chinoise d'Amoy, lequel les avait recueillis dans le cours d'un long voyage dans le Yü-Nam. Ils sont tellement précis qu'ils paraissent mériter toute confiance. »

La Cochinchine a encore sur nos autres possessions coloniales le désastreux privilège de posséder la fièvre typhoïde ; il est donc vraisemblable qu'elle accompagnera notre armée dans l'Extrême-Orient, comme elle l'a accompagnée déjà en Algérie et en Tunisie.

En résumé, le choléra, la peste, la fièvre intermittente, la dysenterie, l'ulcère phagédénique et la fièvre typhoïde menacent les Européens à leur arrivée dans l'Annam. Que, si toutes ces maladies ne règnent pas en permanence sur les côtes où débarqueront nos soldats, il suffira pour les y importer du transit incessant entre Saïgon et Ha-Noï par les troupes françaises, entre Ha-Noï et le Yü-Nam, par les bandes chinoises. Nous devons donc nous armer contre elles de toutes les ressources d'une prophylaxie sévère et savamment renseignée.

Les mesures à prendre seront, au besoin des cas, administratives ou thérapeutiques. Il est évident, en effet, que que nous n'essaierons de guérir ni le choléra, ni la peste, et que tous nos efforts devront tendre à les empêcher de nous joindre. Des quarantaines impitoyables pour les côtes, des cordons sanitaires inflexibles pour l'intérieur, une prudence excessive dans nos incursions à travers le pays, nous préserveront sans doute d'une contagion qui serait fatale au succès de nos armes.

Nous ne devons pas davantage songer à soigner sur

place les typhoïsants, les dysentériques et les fiévreux ; ce sont là des malades dont il importe de débarrasser une armée en campagne par des évacuations immédiates. Mais un service d'évacuations est toujours difficile à organiser ; celui de nos ambulances a, pendant la guerre de 1870, déplorablement fonctionné sous les ordres de l'intendance, malgré les chemins de fer, les routes, les canaux, les communications de toutes sortes dont l'administration disposait chez nous ; on peut craindre qu'il ne soit particulièrement mal commode à installer dans un pays coupé d'*arroyos* et de rizières, qui ne possède ni véhicules, ni bêtes de trait. Il faudra nécessairement avoir recours aux indigènes et à ces *dhooley*, que les Anglais ont employés en Abyssinie pour le même usage et qui sont les plus gracieux et les plus confortables des palanquins. Parmi les *dhooley*, les uns se composent simplement d'un hamac suspendu à un bâton de dimensions suffisantes ; les autres, qui sont d'excellents abris, dans la journée contre la chaleur du soleil, pendant la nuit contre l'humidité, ont, au lieu du hamac, une cabane en bambou tapissée de nattes tressées.

Le système d'évacuations une fois assuré par les *dhooley* — ou encore par ces barques spéciales aux *arroyos* qu'on appelle là-bas des *sampans*, — où transportera-t-on les malades ? En France ? Le voyage est trop long. A Saïgon ? L'état sanitaire y est pire qu'au Tonkin. A Ha-Noï ? L'encombrement ne tarderait pas à y créer une situation médicale fort dangereuse pour la garnison et pour les habitants. Le mieux serait d'établir sur le fleuve Rouge des ambulances flottantes et, sur quelques collines indemnes de tout contage paludéen, des « sanatoria » de convalescents. On disposerait alors, à Ha-Noï ou sur tel autre point stratégique, un grand hôpital de troisième ligne, où seraient concentrées toutes les réserves des différents services de transports, de pharmacie, de chirurgie et d'administration. Il y aurait là des *dhooley* et du sulfate de quinine, des instruments de chirurgie et des fonctionnaires chargés de la surveillance des quarantaines. Ces hôpitaux de réserve, que les Anglais ne manquent jamais d'organiser dans leurs expéditions, rendent d'inappréciables services ; si nous en avions eu un à Bizerte, par exemple, au commencement de la campagne de Tunisie, nous eussions sûrement sauvé la vie à quelques centaines de troupiers.

Ainsi disséminés, — les dysentériques et les typhiques dans les ambulances flottantes, les fiévreux dans les sanatoria, les blessés à l'hôpital, — nos malades échapperaient d'abord au plus terrible ennemi des armées en campagne : l'encombrement.

Est-il nécessaire d'ajouter que les hommes d'un corps expéditionnaire dans l'Extrême-Orient ne devront être ni vêtus, ni chaussés, ni coiffés comme leurs camarades de l'armée régulière de France ? Les explorateurs et les Anglais ont adopté un double vêtement de molleton blanc dont la forme favorise le renouvellement de l'air au contact de la peau ; — des demi-bottes qui préservent les pieds et les jambes de la morsure des serpents et de la piqûre des scorpions ou des moustiques ; — un casque en liège ou un *salako* japonais pour garantir la nuque et prévenir les coups de chaleur. Se résoudra-t-on à remplacer par cet équipement les vareuses, les godillots et les képis de notre infanterie de marine ?

Ces précautions prises, naturellement, sans préjudice des mesures hygiéniques banales de campement et d'alimentation.

Peut-être y aurait-il encore avantage à donner préventivement la quinine aux troupes exposées à la *fièvre des bois*.

Je sais bien que c'est là une prophylaxie discutée, mais les Anglais, qui ne font pas volontiers des dépenses inutiles, l'emploient dans toutes leurs colonies palustres, et les Russes n'ont pas eu lieu de s'en plaindre pendant la dernière campagne contre les Turcs. Ils avaient jeté dans la Dobroutcha un corps de 30,000 hommes, qui y passèrent huit mois sans souffrir spécialement de la rigueur du climat, mais qui prenaient de trente à quarante centigrammes de sulfate de quinine par jour. Or, telle était la renommée de l'insalubrité de cette vaste plaine comprise entre le Danube et le cap Kali-Akra, qu'on avait dû avoir recours aux engagements volontaires pour former le corps d'occupation. En 1854, les Français et les Turcs, campés au même endroit (sans sulfate de quinine), avaient perdu, par fièvres pernicieuses, plus de la moitié de leur effectif.

L'expédition du Tonkin pourra fournir aux médecins de la marine l'occasion de renouveler l'expérience dans d'excellentes conditions ; il dépend d'eux, d'ailleurs, que cette campagne, de l'issue de laquelle il n'est pas permis de douter, soit une promenade militaire brillante et inoffensive ; la responsabilité leur en incombe plus qu'au commandement.

Dans la petite armée anglaise qui est allée guerroyer contre les Achantis, c'est au médecin que tout le monde obéissait ; ses ordonnances étaient des ordres respectés par le général en chef ; le résultat de l'expédition a été tel qu'on l'a surnommée la « guerre des médecins ». Si le général Bouet, qui a succédé au regretté commandant Rivière, comprend bien que l'hygiène sera aussi importante au Tonkin que la stratégie, s'il laisse au corps de santé l'initiative large et complète qui lui sera nécessaire, nous pourrons venger les braves matelots tombés sous les murs d'Ha-Noï, et établir dans l'Annam une domination stable, sans sacrifier à cette glorieuse et utile besogne la précieuse vie de nos soldats.

(Juillet 1883.)

L'ANGLETERRE ET LE CHOLÉRA

André

Tout allait comme sur des roulettes quand les Anglais sont venus se mettre en travers.

Tenancier

Je les reconnais bien là.

(Émile Augier. *La Contagion.*)

Quand, il y a un an, les fellahs changèrent de maîtres, on s'empressa d'excuser l'audacieuse conquête de l'Angleterre en affirmant bien haut que la suprême préoccupation du gouvernement britannique serait de donner à l'Égypte une organisation durable. Nous eûmes dès lors le droit d'espérer — malgré que les bombes anglaises eussent dispersé le Conseil international d'Alexandrie à l'heure précise où sa présence était surtout nécessaire — que nous gagnerions à ce bouleversement une administration sanitaire assez puissante et respectée pour préserver désormais l'Europe de toute invasion du choléra.

Une circonstance pourtant aurait dû nous mettre en légitime défiance sur les intentions de nos voisins d'outre-Manche ; tandis que les troupes de la reine guerroyaient contre Arabi, et comme celui-ci tardait à se laisser vaincre, lord Wolseley sentit le besoin de soutenir son armée de quelques renforts aguerris et il fit venir un régiment des Indes. Or, le choléra régnait à Bombay avec une intensité peu commune et la plus élémentaire prudence commandait de ne recevoir les navires de provenance indienne qu'après une rigoureuse désinfection : c'est ce que sur les instances de M. Fauvel, notre ambassadeur à Londres représenta au *Local Government Board*, qui répondit par un simple « accusé de réception ».

Par un miracle (ou bien parce qu'au dernier moment le général en chef se décida à suivre nos conseils) personne ne fut malade ni à bord ni à terre, et le corps expéditionnaire échappa au choléra ; heureusement pour nous, car dans l'état de désarroi où se trouvait alors l'Égypte, le fléau se serait répandu en Europe avec une inévitable rapidité. Cette expérience douteuse a suffi pour fortifier les Anglais dans leur résolution de faire passer leur intérêt avant celui de la santé publique. Depuis qu'ils occupent le Nil il n'y a plus là-bas que des quarantaines illusoires et tout le bel édifice prophylactique, si laborieusement élevé par M. Fauvel, reste inutile ou à peu près ; de telle sorte que leur intervention en Égypte nous a été, à tous les points de vue, beaucoup plus nuisible qu'utile.

Nous avions le droit de croire, néanmoins, que jusqu'au moment où les musulmans viendront des quatre coins de l'horizon fêter au tombeau de Mahomet l'an 1300 de l'hégire nous serions tranquilles et en sûreté. On sait en effet que les Anglais qui ont monopolisé le commerce des pèlerins — j'entends leur transport des Indes à la Mecque — ont toutes les raisons possibles pour n'entraver en rien une manifestation religieuse qui leur rapporte quelque argent. Mais ils eussent pu sans grande perte contrôler l'état sanitaire des navires qui, venant de Bombay, de Sumatra et de Calcutta, font escale dans les ports égyptiens avant de se rendre à la foire dont le pèlerinage est l'occasion. Nulle part la police n'est plus commode à exercer que dans la mer Rouge ; le détroit de Bad-el-Mandeb et le canal de Suez qui la limitent facilitent l'inspection des bateaux qui la traversent ; la petite île de Camaran, en face de Moka, Djeddah sur la côte sacrée et Tor à l'entrée du golfe de Suez sont disposés à souhait pour y installer des lazarets. Mais il ne faut pas parler de quarantaines aux Anglais. « Il a été prouvé — disait récemment sir Charles Dilke à la Chambre des Communes — que la quarantaine est inefficace contre l'invasion du choléra. Le gouvernement n'a donc pas l'intention d'établir de quarantaine... » La vérité est que les quarantaines font perdre du temps et que pour ces disciples de Malthus, *times* — c'est-à-dire *money* — est plus précieux que la vie d'un ou deux millions d'hommes. C'est à l'abri de cette inqualifiable théorie que le 25 juin dernier le choléra éclata à Damiette brusquement, sans cause apparente, grave et meurtrier dès le premier jour. On sut plus tard par une information du *Daily News* que le steamer *Timor* arrivant des Indes avait abordé au delta sans avoir subi les visites réglementaires.

On pouvait encore peut-être, en l'isolant au lendemain de son apparition dans un cercle infranchissable, prévenir l'extension de la maladie. Les Anglais préférèrent assurer à l'Europe alarmée que « le prétendu choléra de Damiette n'était qu'une gastro-entérite », et lord Granville, s'appuyant sur une consultation du docteur Gull, déclara à la Chambre des Lords qu'il n'y avait « aucune raison de craindre, l'épidémie sévissant à Damiette n'étant qu'une *explosion soudaine* d'un *choléra local* qui disparaîtrait promptement sans se généraliser davantage ». « Il semble peu probable, écrivait de son côté le correspondant du

Times, que la maladie qui a éclaté à Damiette soit le choléra asiatique. Jamais cette épidémie n'a pris naissance en Égypte. D'autre part, Damiette est située près de lacs très poissonneux. Ces poissons imparfaitement vidés, mal séchés au soleil et nauséabonds, servent de nourriture exclusive à la population de cette ville. De plus, la saison des pastèques vient de commencer. Les charognes de bétail, que les fellahs ont l'habitude de jeter dans les canaux, s'amassent dans le lac de Damiette et servent probablement de nourriture à ces poissons. Toutes ces déplorables conditions hygiéniques ont pu causer un choléra sporadique. »

En même temps nous recevions en France des lettres qui disaient : « Le choléra s'étend. On signale des cas isolés dans plusieurs gros villages jusqu'ici épargnés, à Samanoud, Zagazig, Chirbine. La marche de l'épidémie semble obéir à la direction des vents. La brise du Nord amène une décroissance dans la mortalité qui augmente quand souffle le Khamsin ou vent du Sud. La ville de Mansourah est en partie désertée. »

Le Khamsin a j'imagine, soufflé depuis sans relâche car l'épidémie a successivement gagné (après avoir fait à Damiette jusqu'à douze cents victimes par semaine) Menzaleh, Talka, Port-Saïd, le Caire et probablement Alexandrie et Suez ; elle occupe en moyenne une superficie de 65 kilomètres carrès.

Devant une semblable évidence, le sous-secrétaire d'État du Foreign-Office a dû publiquement désavouer le docteur Gull et son choléra sporadique, mais il a essayé aussitôt de faire retomber la responsabilité du danger sur l'incurie des Égyptiens. « Je puis citer, dit le *Times*[1], de nombreux faits à l'appui du reproche adressé aux autorités en Égypte de négliger et d'avoir négligé les précautions sanitaires les plus simples. Il y a quelques semaines, des voyageurs ont rapporté que la puanteur des rues de Damiette pouvait être sentie à dix lieues à la ronde de cette ville. Les résidents anglais de Mansourah ont signalé ce fait que des charognes en putréfaction descendaient par cinq et par six le fleuve. Il y a des mois que les journaux signalent la présence de ces carcasses dans les canaux et dans le Nil. Pour que l'eau ne manquât pas dans le canal d'Alexandrie, le gouverneur a fait fermer cinq jours sur sept les canaux d'irrigation, ruinant ainsi les moissons et forçant les paysans à boire de l'eau stagnante. Le drainage à Alexandrie est notoirement défectueux. Le comité des routes européennes a offert, il y a six mois, de remédier à cet état de choses à ses frais; son offre n'a pas même reçu de réponse. Voilà pour le passé. Quant au présent, un docteur m'affirme qu'il y a trois jours, des animaux morts flottaient dans le Nil, exhalant une puanteur insupportable. Il y a quelques jours, à Damiette, on était sans médecins et sans médicaments. Avant qu'un cordon sanitaire ait été établi autour de cette ville, dix mille personnes qui s'y trouvaient pour une foire ont pu partir sans être molestées.

« La barre de Damiette, par laquelle on pourrait empêcher les habitants de cette ville de s'enfuir par la mer, n'est pas gardée quoique Morice-Bey ait proposé de le faire. A Alexandrie, les autorités font emporter à la mer les entrailles des animaux abattus. Mais les chars employés à cette opération ne sont pas gardés et la populace qui les suit peut y prendre ce qu'elle veut. Les habitants des quartiers que l'on croit infectés sont transportés au lazaret dans des voitures qui, le lendemain, peuvent être louées dans la rue. »

C'était une raison de plus que ce déplorable état hygiénique de l'Égypte pour préserver avec soin le pays de toute maladie contagieuse; mais si les Anglais sont forcés de croire au choléra, ils affectent d'en nier la contagion et préfèrent se croiser les bras devant l'épidémie que de prendre les mesures accoutumées de défense.

Est-il besoin cependant, pour démontrer leur efficacité, de citer encore les faits classiques depuis longtemps observés? Faut-il rappeler comment, en 1815, la Grèce, la Sicile, la cour impériale de Russie et les cinq cents élèves de l'école militaire de Constantinople parvinrent à se soustraire à l'épidémie qui décimait le monde? Et qui donc ignore les désastres qui furent la conséquence de l'entêtement du maréchal de Saint-Arnaud, quand cet officier s'obstina — malgré M. Fauvel et le Conseil sanitaire — à recevoir à Varna le paquebot l'*Alexandre* qui lui amenait des soldats d'Avignon où le choléra régnait?

Il n'y a plus en France que M. Desprès, parmi les médecins sérieux, et M. A. Mangin, parmi les économistes sincères, qui soient de l'avis des Anglais. Pour ceux-ci, leur mauvaise foi est manifeste. A peine avaient-ils mis le pied sur le sol égyptien qu'ils affichaient déjà, à l'égard du Conseil d'Alexandrie, « ce corps singulièrement stérile et têtu » (theat curiously effete and wrong-headed body), un mépris calculé. Le président du *Local Government Board*, qui parle volontiers dans les cérémonies des bienfaits de l'hygiène, affirmait à des armateurs, au lendemain de l'expédition égyptienne, qu'il « ne supporterait pas qu'une institution *irresponsable*, dont les actes arbitraires et capricieux causaient tant d'ennuis au commerce anglais, conservât le pouvoir de faire des lois préjudiciables à tout le transit de la Grande-Bretagne et des Indes[1] », et qu'il se proposait « de profiter des circonstances pour abolir

1. *British Medical Journal* (juillet 1883).

définitivement ces absurdes et inutiles entraves ». Dès lors il n'y a pas eu de tracasserie sotte dont M. Guillois, notre courageux délégué sanitaire, n'ait été la victime; d'expédient misérable qu'on n'ait employé pour entraver le fonctionnement régulier du Conseil. Les récentes discussions diplomatiques que les affaires du Tonkin, de Madagascar et du canal de Suez ont amenées entre la France et la « perfide Albion », nous ont d'ailleurs habitués à l'égoïste politique d'un peuple scrupuleux de la souffrance des bêtes jusqu'à proscrire la vivisection, mais dédaigneux de la santé des hommes au point de lancer une épidémie de choléra sur l'Europe pour ne pas gêner son négoce.

Il est en effet trop certain que si le choléra s'étend en Égypte, l'Europe doit tout craindre. Sur ce point l'expérience de 1865 nous a largement édifiés : le 19 mai, un transport anglais, le *Sydney*, qui avait embarqué à Djeddah 2,000 hadjis malades faisait escale à Suez; deux jours après l'épidémie éclatait dans la ville; elle apparaissait le 11 juin à Alexandrie, le 24 juillet à Marseille et le 18 septembre à Paris; successivement l'Espagne, l'Italie, l'Angleterre, l'Allemagne, la Russie, la Perse, l'Algérie, les États-Unis étaient atteints et dévastés.

On conçoit donc que, cette fois, les diverses nations européennes aient cherché les moyens d'éloigner une aussi terrible visite. Aux premières dépêches reçues d'Égypte, notre ministre du commerce confiait à M. A. Proust la mission officielle de veiller à l'exécution des règlements sanitaires. Des dispositions sévères étaient immédiatement prises à Marseille, sous la surveillance du directeur de la santé et du préfet des Bouches-du-Rhône, pour interner au Frioul tous les navires suspects[1]. Au

1. « Les considérations du conseil sur les événements l'ont amené à décider l'application la plus sévère, la plus rigoureuse, de

Havre, le conseil sanitaire s'assemblait d'urgence, et le préfet de la Seine-Inférieure arrêtait :

1° L'entrée du port du Havre et de tous les ports de la Seine-Inférieure relevant du service de la santé du Havre est interdite provisoirement à tous les navires de provenance égyptienne ou ayant fait escale dans un des ports de l'Égypte, sans un avis favorable du conseil de santé et l'autorisation du ministre du commerce.

2° Toutes les provenances d'Égypte, sans exception, y compris celles du canal de Suez, de la mer Rouge et d'au delà, quelle que soit la teneur de leur patente, doivent être considérées comme ayant patente brute.

En conséquence, les dispositions du règlement sur le choléra, annexe du décret sur la police sanitaire maritime, 22 février 1876, leur seront appliquées suivant les distinctions établies pour les navires infectés. M. le Directeur de la santé est prié de me rendre compte, sans retard, et avec des détails, des dispositions qu'il a dû prendre. Je recommande expressément de prendre toutes les précautions nécessaires pour éviter que les navires des provenances sus-énoncées, à destination de Rouen et des ports de la Seine, remontent la Seine avant d'avoir subi la visite sanitaire, et, s'il y a lieu, la quarantaine.

Ces précautions étendues à nos différents ports de l'Océan et de la Méditerranée, en France, en Algérie[1], et en Tunisie, suffiraient à peine à nous préserver si elles se généralisaient sur tout le littoral européen. C'est ce qu'ont

tous les règlements de quarantaine. On a reconnu que le service de l'ordre, fait par deux gendarmes jusqu'à ce jour, était insuffisant. Il sera établi un poste de 25 hommes, commandé par un lieutenant. Un pouvoir absolu sera attribué à cette garde, qui aura le droit de faire feu à toute tentative d'évasion et dans les autres cas prévus. »

1. Une décision du gouverneur général de l'Algérie, prise conformément aux instructions du ministre du commerce, prescrit une quarantaine d'observation de cinq jours, dans tous les ports de l'Algérie, pour toutes les provenances d'Égypte, y compris celles du canal de Suez, de la mer Rouge et des pays situés au delà, quelle que soit la teneur de la patente.

fort bien compris l'Allemagne, la Russie, l'Italie, la Belgique, la Turquie, la Grèce, l'Espagne, l'Autriche. la Bulgarie, la Suisse, la Suède, la Norwège, le Danemark et même le Maroc. Toutes ces nations ont prescrit pour les navires provenant d'Égypte une quarantaine plus ou moins rigoureuse et, dans tous les cas, une visite sévère. Seule l'Angleterre a dédaigneusement laissé ses ports ouverts, en sorte qu'il suffit à un navire infecté d'aller chercher sa patente nette à Londres, à Douvres ou à Folkstone pour entrer chez nous malgré nos règlements, nos inspecteurs et notre police.

En pareil cas il n'y a qu'un parti à prendre : répondre à une vexation par une vexation et imposer aux navires venant d'Angleterre les mêmes obligations qu'à ceux qui viennent d'Égypte. L'Espagne n'a pas hésité, au grand scandale du Parlement anglais devant lequel lord Edmund Fitzmaurice a dû déclarer que « le gouvernement espagnol ayant prescrit une quarantaine d'observation de trois jours pour les provenances d'Angleterre, l'ambassadeur anglais avait reçu l'ordre de présenter des observations à l'Espagne au sujet de cette mesure, de faire ressortir qu'elle n'était pas commandée par des raisons sanitaires et qu'elle causerait un grand dommage au commerce ». Toujours le commerce! Naturellement le cabinet de Madrid a refusé satisfaction à l'ambassadeur anglais et a maintenu la quarantaine. Que si la fermeté du gouvernement espagnol encourageait les autres nations européennes à suivre son exemple, il n'en faudrait pas davantage pour engager l'Angleterre à se soumettre et même à regretter les taquineries mesquines du gouverneur de Malte à l'égard de Marseille.

Mais si, malgré la bonne volonté, le zèle et l'activité de nos conseils sanitaires, le choléra se glissait jusqu'à nous, il y aurait encore des précautions à prendre pour empêcher sa propagation. Ces précautions, qui dépendent à la fois de l'hygiène publique et de l'hygiène privée, dont chaque citoyen est responsable aussi bien que l'administration, ne sont pas nécessairement familières à tous. La *Société de médecine publique et d'hygiène professionnelle* a songé à les réunir en une sorte d'instruction populaire. Une commission s'est formée sous la présidence de M. le professeur Brouardel qui, après avoir discuté plusieurs séances, a confié à M. Vallin le soin de rédiger le résumé de ses discussions. Voici la première partie de cette instruction sur :

1° *La propreté des maisons et des rues.* — Conservation des détritus organiques dans des boîtes hermétiquement closes et au besoin désinfectées à l'aide d'une solution d'acide sulfurique au centième; enlèvement journalier de ces détritus; enlèvement plus fréquent des fumiers et des résidus industriels; surveillance plus effective des fosses d'aisances et des tuyaux d'évier; obligation formelle de projeter dans les tuyaux, surtout dans ceux qui communiquent directement avec l'égout, des matières désinfectantes mises à la disposition du public par la préfecture de police; exécution rigoureuse des prescriptions relatives aux logements insalubres, etc.

2° *Le lavage et la désinfection des égouts.* — Multiplication de réservoirs analogues à ceux qui viennent d'être établis dans le voisinage des halles et marchés; curage des branchements de bouches; lavages fréquents des bouches d'égouts à l'aide de liquides antiseptiques (bouillie de chlorure de chaux; solution d'acide sulfurique au centième).

3° *Les vidanges.* — Obligation de vider les fosses à l'aide de tonneaux hermétiques actionnés par la vapeur; désinfection des fosses après la vidange par la projection d'un mélange au centième de chlorure de zinc ou d'un lait de chaux obtenu en délayant deux kilogrammes de chlorure de chaux sec dans cinquante litres d'eau.

4° *L'eau de boisson.* — Obligation imposée à l'administration de ne distribuer que des eaux de bonne qualité, de ne point mélanger dans les branchements l'eau de la Seine ou de la Marne à l'eau de la Vanne ou de la Dhuys.

5° *Les établissements hospitaliers.* — Préparation d'hôpitaux excentriques destinés à recevoir les cholériques transportables; de salles d'isolement ou de postes de secours pour y traiter les malades admis d'urgence; création d'un système de *voitures spéciales* pour le transport des malades; installation au voisinage des hôpitaux de salles spéciales ou d'étuves pour la désinfection des linges, des literies, etc.; installation de lavoirs spéciaux pour éviter que les linges souillés par les cholériques soient lavés en commun.

6° *Le service sanitaire.* — Création, dans chaque arrondissement, d'un service d'inspection médicale et de bureaux d'hygiène dont les membres seraient chargés de veiller à l'exécution des prescriptions hygiéniques les plus utiles et de délivrer les bons nécessaires pour assurer le traitement ou l'évacuation des malades; établissement de listes de médecins qui consentiraient à répondre le jour ou la nuit aux réquisitions faites, par l'intermédiaire du bureau médical, pour le traitement des malades, etc.

En outre de ces mesures préventives, il faudrait, dès l'instant où le choléra aurait été signalé dans une ville :

1° *Assurer la désinfection des matières cholériques.* — Prescrire et faire surveiller la désinfection des fosses d'aisances, des linges souillés, des mobiliers, surtout de la literie, dans toutes les maisons et dans les chambres où le choléra aura sévi; faire enlever immédiatement dans des boîtes hermétiquement closes les matelas et les linges souillés; les faire porter dans les étuves ou les chambres à désinfection; fournir gratuitement les substances désinfectantes dont la formule aura été publiée. (Ces substances, qui devraient se trouver dans chaque poste de police et être distribuées gratuitement, sur bons, dans des flacons munis d'une étiquette indiquant la manière de s'en servir, sont : la fleur de soufre, le chlorure de chaux sec, le sulfate de cuivre, le chlorure de zinc liquide à 45 degrés.)

2° *Isoler les malades et prévenir l'encombrement.* — S'efforcer de faire comprendre aux ouvriers, aux indigents, à tous ceux qui vivent dans de mauvaises conditions hygiéniques, les dangers de l'encombrement et l'utilité d'évacuer immédiatement vers un poste de secours ou une salle d'hôpital ceux qui ne peuvent trouver chez eux tous les soins nécessaires. Ne jamais laisser autour des malades que les personnes indispensables pour les soigner.

3° *Proscrire les grandes agglomérations.* — Défendre les foires, les réunions trop nombreuses, les courses de chevaux, les mouvements de troupes, etc.

4° *Rendre obligatoire la déclaration* immédiate faite à l'administration municipale de tout cas de choléra survenu dans une maison, afin de permettre l'inspection médicale, puis la désinfection des locaux.

S'il appartient à l'administration de se préparer à l'épidémie par l'assainissement de la cité, c'est à l'habitant de se défendre lui-même et de défendre tous les siens contre les atteintes de la maladie. Les recommandations des hygiénistes sur ce point ont été ainsi résumées dans l'Instruction de la *Société de médecine publique :*

1° *Éviter toute cause de débilitation ou de dépression physique ou morale.* — Les veilles prolongées, les excès de tout genre, surtout les excès alcooliques, les bains froids trop prolongés, etc., sont très nuisibles.

2° *Éviter toute cause de refroidissement.*

3° *Ne faire usage que d'une eau parfaitement pure.* — Comme l'eau que distribue la ville de Paris est souvent impure et comme les eaux minérales dites de table sont parfois falsifiées, le mieux serait de faire bouillir l'eau qui doit servir à l'alimentation ou de boire une infusion aromatique ou amère. Il importe d'ailleurs, en temps d'épidémie cholérique, de boire le moins possible et de ne pas abuser des boissons glacées, ni surtout des glaces ou sorbets.

4° *Éviter*, dans l'alimentation, les *salades*, les *radis*, les productions maraîchères (fruits ou légumes) qui se cultivent au ras du sol et que l'on mange crues. Autant que possible, ne faire usage que de fruits cuits ou tout au moins bien pelés.

5° Surveiller très attentivement l'état des fonctions digestives, ne faire aucun excès alimentaire et arrêter dès son début la diarrhée dite prémonitoire, et qui n'est si souvent que la première manifestation du choléra.

Lorsque, malgré ces précautions, la maladie sera entrée dans une maison, les matières évacuées ou rendues par le malade devront être immédiatement désinfectées; elles devront être mélangées au liquide désinfectant avant leur projection dans les fosses d'aisances, qu'elles empoisonneraient si on les y jetait sans les avoir mélangées, soit avec un grand verre de la solution suivante :

Sulfate de cuivre du commerce . . .	50 gr.
Eau	1 litre

soit avec une tasse à café de chlorure de chaux en poudre (80 grammes environ). Tous les linges, tous les vêtements du malade devront être, aussitôt qu'ils lui auront été enlevés, plongés dans la même solution désinfectante, puis enlevés pour être lavés avec soin. Si le malade vient à succomber, tout ce qu'il aura touché, et surtout ses couvertures, ses matelas, etc., devront être désinfectés soit par la chaleur, soit à l'aide des solutions désinfectantes. On arrivera à ce résultat en plongeant les linges dans un baquet contenant vingt litres d'eau, à laquelle on mêlera quatre litres de la solution de sulfate de cuivre ou deux tasses à café de chlorure de chaux sec noués dans un sac de toile. Les vêtements de drap ou de laine pourront être désinfectés à l'étuve ou bien à l'aide de vapeurs de soufre. Il sera préférable d'ailleurs de brûler les vêtements profondément souillés ou de peu de valeur. Les mêmes précautions devront être prises pour tous les meubles souillés par les malades, et même pour les planchers, les tapis, etc., qu'il conviendra de laver avec les solutions antiseptiques.

De son côté, le Conseil d'hygiène publique et de salubrité du département de la Seine a nommé une commission composée de MM. Pasteur, Bouchardat, Dujardin-

Beaumetz, Lagneau, Loiseau et Bourgoin, chargée de réviser les règlements prophylactiques de 1865 et de 1874; les instructions du Conseil d'hygiène pourront être utilement annexées à celles de la Société de médecine publique, rédigées, cela se voit de reste, pour les seuls Parisiens. Nos municipalités de province n'auront d'ailleurs pas grand'-peine à les modifier au besoin des cas et elles rendront d'inappréciables services si elles sont rigoureusement exécutées.

Il est bien un moyen plus radical, définitif, celui-là qui nous débarrasserait pour toujours peut-être du choléra : c'est la suppression, *etiam manu militari*, du pèlerinage de la Mecque. Jamais assurément conviction respectable ne mérita mieux d'être foulée aux pieds, au nom de l'imprescriptible droit du plus fort, que celle de ces malheureux qui traînent dans leurs guenilles la maladie et la mort, mais ce serait là, malgré tout, une triste besogne et que le fanatisme musulman pourrait faire payer fort cher aux colons de l'Algérie et de l'Inde.

Un espoir, pour l'avenir, nous reste : quatre élèves de M. Pasteur vont aller chercher en Égypte le germe mystérieux de cette contagion si flagrante et si souvent niée. Peut-être, s'ils parviennent à préciser la nature du mal, d'autres trouveront-ils le remède. En attendant, nous aurons à craindre les imprudences de l'Angleterre sur le delta du Nil. Mais l'expérience que les troupes de la reine, qui occupent l'Égypte, font à l'heure présente de la contagiosité du choléra, modifiera peut-être l'opinion publique de l'autre côté du détroit.

(Août 1883.)

BERCK

ET LES HÔPITAUX MARITIMES

GROFFLIERS est un hameau misérable à peine abrité du rude vent de la mer par le cordon de dunes qui court le long de la côte de l'Aulthie à la Canche; ni végétation, sur ces sables, ni commerce, ni pêche, mais une plage superbe et vierge où la brise efface jusqu'à la trace des pas, et un air d'une pureté admirable que les embruns marins imprègnent sans cesse d'iode, de brome et de sel.

Par une inspiration tout à fait heureuse, c'est à Groffliers que, vers 1856, l'Assistance publique envoyait quelques-uns de ses enfants trouvés; ils logeaient chez la « mère Duhamel », une bonne vieille de l'endroit, veuve et inoccupée, qui, pour un salaire modeste, les nourrissait et les élevait. Le docteur Perrochaud, médecin inspecteur de l'arrondissement de Montreuil — bon homme dont il faut honorer la mémoire — remarqua bientôt que les petits Parisiens, expédiés à Groffliers souffreteux, chétifs et malingres, revenaient à Paris joufflus et brillants de santé; il communiqua ses observations à l'inspecteur divisionnaire de son administration, M. Frère, et tous deux résolurent aussitôt d'essayer du traitement maritime pour les jeunes scrofuleux de leur département; naturellement ils proposèrent à la veuve Duhamel de les lui confier.

L'excellente créature accepta d'en recevoir dix ou douze —gibbeux, rabougris, courbés en deux, couverts de plaies, pâlots et tristes — avec la tâche de les rendre à leurs parents redressés, vigoureux, joyeux et guéris. Chaque jour, à marée haute, elle mettait ses chers bébés dans une brouette pour les emporter à la mer : un long kilomètre de sable à parcourir, si mol et friable qu'on n'y peut aisément marcher que pieds nus ! Pourtant elle-même tirait la brouette, déshabillait et baignait les enfants, pansait leurs interminables ulcères et les ramenait au village où elle les lâchait en liberté sur la dune. Trois fois par semaine le docteur Perrochaud ou le docteur Frère venaient constater les progrès accomplis et repartaient émerveillés. Ils allaient disant partout l'excellence du traitement, la nécessité d'étendre, d'élargir notablement l'institution fruste encore qu'ils avaient fondée.

Cependant la mère Duhamel vieillissait. La brouette devenait trop lourde à ses bras affaiblis. On dut songer à chercher une autre infirmière; on trouva la « mère Brillard », à Berck. Berck est à quelques kilomètres de Groffliers, dans une situation identique par rapport à la Manche, aussi salubre, aussi désert. La veuve Brillard y vivait, solitaire; on l'appelait dans le pays *Marianne-toute-seule*. Elle accueillit les pensionnaires de la veuve Duhamel; elle apprit à pousser la brouette, à mettre une bande sur une plaie, à soigner et à consoler les pauvres petits êtres; elle se dévoua à eux, fut leur grand'mère, leur maman-gâteau; ils grandirent auprès d'elle comme d'autres avaient grandi à Groffliers; elle eût voulu les garder toujours et qu'on ne la séparât jamais de cette famille adoptive. Mais on songea à lui reprocher sa touchante bonté; on lui fit un crime « de ne pouvoir résister aux pleurs d'un enfant » et on lui adjoignit trois religieuses de l'ordre des Franciscaines. Néanmoins les petits malades continuèrent à prospérer; la mer suppléait à tout, à l'insuffisance du local, à la grossièreté et à la monotonie de la nourriture, à l'absence complète de confortable : sur 37 enfants, traités en 1856 par Mme Brillard et les trois religieuses, 25 quittèrent la plage entièrement rétablis[1].

Frappé de ces résultats et sollicité d'ailleurs par MM. Perrochaud et Frère, M. Husson (qui venait de succéder à M. Davenne à la direction de l'Assistance publique) se rendit à Berck accompagné de ses chefs de service et de plusieurs médecins ou chirurgiens des hôpitaux de Paris. Il allait étudier sur place l'opportunité de créer un hôpital maritime destiné aux jeunes scrofuleux du département de la Seine. « Certes — dit le rapport officiel — les résultats acquis, constatés par les faits patents, le témoignage des hommes les plus considérables, les constatations médicales les plus circonstanciées, rendaient au premier abord manifeste la nécessité d'installer un établissement qui permît d'obtenir du traitement maritime les immenses services qu'il était appelé à rendre. Mais pour l'administrateur familiarisé avec toutes les difficultés que rencontrent les idées nouvelles à passer du domaine de la théorie dans celui de la pratique, tout n'était pas résolu. Bien des questions encore se posaient, qui toutes se rattachaient à ces trois principales :

« 1° Les résultats obtenus sur une douzaine d'enfants vivant en famille, s'obtiendraient-ils encore sur un grand nombre, soumis au régime du pensionnat, dont le fonctionnement régulier est incompatible avec la dose de liberté, de laisser-aller même, qui avait toujours pu, sans inconvénient jusqu'alors, accompagner les premiers essais ?

1. G. Houzel. *De l'influence du séjour à Berck dans la guérison des scrofules.* Thèse de Paris, 1868.

« 2° Quel plan convenait-il d'adopter pour la disposition d'un hôpital tout spécial, qui serait aussi, et dans une certaine mesure, une école répondant à des besoins nouveaux et conséquemment peu étudiés jusqu'alors ?

« 3° La plage de Berck offrait-elle, aux points de vue topographique et hydrologique, toutes les conditions désirables pour la fondation d'un grand établissement [1] ? »

L'administration s'arrêta à un moyen terme et décida l'édification d'un hôpital provisoire destiné à prolonger assez longtemps les essais « pour qu'ils fussent encore une fois aussi concluants que les premiers faits acquis ». Sur la demande de l'Assistance publique et après les avis motivés des commissions déléguées par les ponts et chaussées, la guerre et la marine, l'État concéda trois hectares des vastes *relais de mer* qui bordent la Manche, de Boulogne à Saint-Valéry. Grâce à toutes ces formalités, les travaux ne furent commencés que le 24 mars 1861, mais ils furent rondement menés et le 8 juillet de la même année M. l'inspecteur Blondel inaugura, « en présence des autorités de l'arrondissement et d'un certain nombre de médecins de Paris, sympathiques à l'entreprise, un petit hôpital pour 50 enfants de chaque sexe. » Douze religieuses franciscaines furent chargées de tous les soins à leur donner (sous la direction du docteur Perrochaud), mais on n'y trouva pas une place pour la mère Brillard, qui redevint *Marianne-toute-seule*. Elle ne vécut pas longtemps dans la solitude dont elle s'était déshabituée. A Groffliers, la mère Duhamel était morte quelques jours après le départ pour Berck de ses petits pensionnaires.

Le nouvel hospice, construit en quatre-vingt-cinq jours

1. *Notice sur l'origine de l'hôpital maritime de Berck-sur-Mer pour le traitement des enfants scrofuleux.* Paris, 1873.

par M. Lavezzari, architecte de l'arrondissement, était entièrement en bois; mais les murailles étaient doubles, c'est-à-dire séparées par un matelas d'air interposé entre les deux parois. Des enduits intérieurs au mortier de chaux, des couvertures en ardoises, des peintures de bonne qualité permettaient en outre de donner à l'ensemble des constructions une sécheresse et une étanchéité suffisantes. Le plan adopté était simple : deux bâtiments de 45 mètres de longueur, orientés perpendiculairement au rivage, à 45 mètres l'un de l'autre et pouvant contenir l'un 50 garçons, l'autre 50 filles. « Un étage unique (dit la notice[1] devenue introuvable à laquelle j'emprunte ces détails) comprend les dortoirs; le rez-de-chaussée est occupé par les réfectoires, les classes, les salles de réserve pour maladies aiguës, les cellules des religieuses, le cabinet de la supérieure, le parloir, un petit bureau pour l'administration et un cabinet pour le médecin. Les deux bâtiments sont reliés du côté de la mer par une galerie qui assure les services pendant les mauvais temps et abrite l'intérieur de l'hôpital des vents trop violents et de l'envahissement des sables. Le quatrième côté de la cour est fermé par une construction d'un seul rez-de-chaussée renfermant les cuisines, l'office, la pharmacie, la lingerie et le réfectoire des religieuses. Au centre, directement reliée à la galerie sur la mer, s'élève une petite chapelle; à droite, et détachées de l'ensemble, sont des remises et une écurie avec logement pour un homme de service, et symétriquement une buanderie avec salle de bains. Les

1. *Notice sur l'hôpital Napoléon édifié à Berck-sur-Mer.* Paris, 1869. Les collections de cette notice ont été brûlées pendant la Commune; je dois le très rare exemplaire que j'ai entre les mains à l'extrême complaisance du Secrétaire général de l'Assistance publique, que je me fais un devoir de remercier ici.

divers travaux de l'hôpital provisoire ont donné lieu à une dépense de 85,679 francs, non compris l'acquisition du terrain et celle du mobilier neuf (16,439 francs); au total : 102,118 francs. »

La première innovation introduite à Berck par M. Perrochaud fut la suppression de la « saison des bains ». Partant de ce principe véritable, que la vie au bord de la mer est aussi efficace que l'hydrothérapie marine elle-même, il résolut de laisser l'hôpital ouvert pendant toute l'année; les enfants devaient y rester aussi longtemps que le nécessiterait leur état de santé. Du 1er juillet 1861 au 31 décembre 1865, 380 rachitiques furent dirigés sur Berck de l'Enfant-Jésus, de Sainte-Eugénie ou du service des Enfants-Assistés; la durée moyenne de leur séjour fut de neuf mois. « Mais (dit M. le Dr Bergeron, dans la magistrale étude[1] qui servira de base à toutes les recherches futures sur le traitement de la scrofule), lorsqu'on entre dans l'analyse des faits on reconnaît qu'en regard de quelques scrofuleux dont le séjour à Berck n'a été que de quelques semaines, il en est d'autres au contraire qui ont passé plus d'une année sur la plage, les premiers atteints seulement de scrofule bénigne, ou n'ayant à demander aux bains et à l'atmosphère maritime que la consolidation de leur guérison, les autres ayant à lutter contre ces formes profondes et rebelles qui ne guérissent qu'au prix d'une véritable transformation de l'organisme. »

Dans sa simplicité primitive, l'hôpital-baraque du docteur Perrochaud était une excellente maison de santé; il suffit pour s'en convaincre de consulter les statistiques des huit années (1861-1868) pendant lesquelles il a exclusivement été employé. « Du 1er juillet 1861 au 31 dé-

1. Bergeron, *Étiologie et prophylaxie de la scrofule. Annales d'hygiène publique et de médecine légale,* tome XXIX, 2e série.

cembre 1867, 683 enfants y ont été traités: 50 sont sortis non guéris pour les raisons suivantes : 28 (dont 5 atteints de scrofule généralisée, 2 de scrofule et de rachitisme, 1 de rachitisme, 5 de coxalgie, 3 de tumeur blanche, 3 d'abcès froids, 1 de chorée et 1 de paralysie essentielle) ont été rappelés par les chirurgiens des hôpitaux de Paris ou rendus à leurs parents nourriciers par l'Assistance publique; 3 ont été renvoyés comme trop faibles pour supporter l'hiver au bord de la mer; 7 comme atteints de favus ou d'herpès circiné, 1 pour inconduite. 24 sont morts; ils avaient été envoyés à Berck pour les affections suivantes : 5 atteints de mal de Pott, 7 de scrofule généralisée, 4 de carie, 2 de tumeur blanche, 2 de coxalgie, 1 d'abcès froid, 1 de rachitisme, 1 d'ostéite, 1 d'incontinence d'urine. Enfin 496 ont été guéris[1]. »

L'expérience tentée par l'Assistance publique ne pouvait être plus concluante; rien ne s'opposait dès lors à l'extension d'un service aussi certainement profitable; l'heure était propice d'exécuter le plan conçu par M. Husson[2] en 1862 et présenté par M. Lavezzari à l'Exposition universelle de Londres. Il fallut néanmoins faire établir un projet nouveau, organiser à Paris et à Berck des conférences techniques, provoquer des enquêtes et des contre-enquêtes, réunir des commissions et dresser des devis. « Telles furent les études qui absorbèrent intégralement les années 1861 à 1866 et qui permirent à l'administration, après les examens et les formalités exigées par les lois et règlements sur la matière, de mettre en adjudication, le 13 janvier 1867, les travaux du grand hôpital maritime; celui-ci fut ouvert aux malades le 18 juillet 1869 ».

Construit en forme de fer à cheval carré, ouvert du côté

1. G. Houzel, *loc. cit.*
2. A. Husson, *Études sur les hôpitaux*. Paris, 1862.

de la mer, « l'hôpital Napoléon » comprend quatorze dortoirs de trente-six lits, chaque lit jouissant de quarante mètres cubes d'air; à chaque dortoir, que quatre grands escaliers desservent, sont affectés, indépendamment d'une cellule pour la religieuse chargée de la surveillance, un lavabo complet, une salle de débarras, une petite lingerie pour les rechanges urgents, et des cabinets d'aisances. On ne s'est pas borné, comme dans l'hôpital provisoire, à élever une galerie faisant face à la mer et reliant les deux bâtiments principaux, on a disposé une galerie plus étendue qui se poursuit le long des bâtiments au pourtour des cours et forme un cloître fermé qui assure la non-interruption des services, quelque temps qu'il fasse, et constitue même au besoin une promenade de plus de cinq cents mètres de longueur pour les enfants. Les cinq salles d'infirmerie renferment chacune seize lits. Au rez-de-chaussée du bâtiment de l'infirmerie on a installé la pharmacie avec son laboratoire, une office et une salle d'opérations. Aux constructions fréquentées spécialement par les enfants il faut ajouter deux grands gymnases servant eux-mêmes à la fois de préaux couverts pour les jeux et la gymnastique et de vestiaire pour les bains pris à la mer en belle saison.

Afin de permettre l'usage des bains d'eau de mer en hiver on a aménagé au centre de l'hôpital une vaste piscine dans un local chaud et lumineux, susceptible de reproduire autant que possible par l'élévation de température de son atmosphère et de son eau les conditions normales. L'eau de l'Océan est amenée directement dans un puits creusé à neuf mètres en contre-bas du sol par un tuyau de quatre cents mètres courant sous le sable et dont l'orifice est toujours immergé; une pompe à vapeur aspire l'eau de mer dans ce puits et la refoule dans la piscine ; on obtient enfin la température convenable au moyen d'une circulation de vapeur dont les tuyaux passent dans des caniveaux recouverts de fonte à jour. Cette piscine est une serre charmante, largement éclairée, où l'administration de l'hospice fait entretenir une collection de fleurs et de plantes vertes du plus aimable aspect. Seize baignoires, une salle d'hydrothérapie et des bains de vapeur complètent l'installation balnéaire. L'eau douce qui l'alimente et sert en même temps à la boisson et au lavage du linge est recueillie sur place, voici par quel ingénieux procédé : le sable des dunes forme une couche d'environ quinze mètres de profondeur au travers de laquelle pénètrent les eaux pluviales jusqu'au moment où elles rencontrent la nappe d'eau salée ; en raison de leur plus faible densité elles se superposent à celle-ci et flottent, sans se mélanger, à leur surface. Il suffit alors de percer un puits d'une profondeur que l'expérience détermine pour avoir immédiatement une source potable ; et l'on peut, cela s'entend, avoir autant de sources de ce genre qu'il y a de mètres carrés sur la côte. C'est dire assez que l'approvisionnement est inépuisable.

L'éclairage d'un établissement semblable, fatalement voué aux courants d'air perpétuels, n'était pas sans présenter quelques difficultés ; l'administration a pris l'excellent parti de construire pour son usage une petite usine à gaz qui fonctionne à merveille et pourrait même, si Berck devenait un jour une station à la mode, servir à éclairer les rues.

Il ne fallait pas songer à employer les pierres de taille dans cette immense bâtisse ; on se contenta des briques de Saint-Aubin — revêtues d'un enduit de silicate de potasse, chargé d'ocre et de blanc, afin d'atténuer leur teinte un peu foncée et triste. Pour obvier à la porosité des murailles

— M. Émile Trélat n'avait pas encore affirmé qu'elle était inoffensive — on employa le système expérimenté déjà à l'hôpital provisoire, c'est-à-dire qu'un vide de cinq centimètres ménagé dans l'épaisseur, à onze centimètres du parement extérieur, limite à cette profondeur les condensations et les infiltrations du dehors. Il y a lieu de signaler encore parmi les détails de construction l'emploi des mortiers à la chaux à la place du plâtre et celui de la fenêtre anglaise — modifiée de façon à permettre l'ouverture des deux tiers de la surface totale et l'aération complète par la partie supérieure, tout en rendant impossible l'introduction de la pluie chassée par le vent. « Ces détails, dit la notice déjà citée, suffisent pour montrer que l'Assistance publique, une fois certaine des excellents effets du traitement maritime pour les maladies scrofuleuses, a voulu faire de l'établissement de Berck, le premier élevé sur les bords de la mer dans de telles conditions et pour un tel usage, un modèle que pussent imiter, dans la mesure de leurs moyens, les administrations hospitalières ou les entreprises privées qui voudraient s'engager dans la voie désormais ouverte, et attaquer par des moyens sérieux une maladie qui sévit cruellement sur les populations agglomérées. »

N'en déplaise à l'administration, l'intention était excellente et le modèle déplorable. « Qu'il me soit permis d'exprimer mon vœu, s'écria Michelet, quand il apprit le projet de M. Husson. Qu'on ne centralise pas les enfants dans un même lieu, qu'on ne fasse pas un Versailles, une fondation fastueuse, mais plusieurs petits établissements dans des stations différentes où les jeunes malades soient répartis selon la différence des maladies et des tempéraments. » Mais Michelet n'était point parmi ceux qui alors guidaient l'opinion, et nul n'entendit sa grande voix. L'hôpital « Napoléon » fut construit, majestueux, énorme, et salubre seulement à cause de sa situation unique dans un pays sûrement à l'abri de tout miasme délétère, de toute contagion malsaine.

L'exemple pourtant était facile à suivre, ainsi placé sous les yeux de ceux dont toute décision dépendait : la baraque provisoire et bon marché installée pour trois ans (qui dure encore et dans laquelle on loge aujourd'hui les malades payants!) avait donné les plus étonnants résultats. Quoi de plus simple que d'en construire cinq ou six autres semblables ? Mais il fallait faire grand, à n'importe quel prix, pour frapper l'esprit du public ; et c'est peut-être la raison pourquoi le solennel hôpital de Berck est resté seul de son espèce, isolé et insuffisant avec ses cinq cents lits qui ont coûté 4,000 francs pièce. La même somme eût suffi à en élever deux modestes, mais aussi salubres, entourés de verdure et plus hospitaliers. Tel qu'est cet hospice, on peut l'admirer à cause des services qu'il rend à l'Assistance publique ; mais il est regrettable qu'après avoir dépensé tant d'argent en étages superposés on n'en ait plus trouvé pour essayer de l'entourer de quelque verdure, pour tenter d'acclimater sur la plage les tamaris ou les pins maritimes qui ont fertilisé les côtes du golfe de Gascogne, pour imposer la végétation à cette lande désolée.

Sans doute je me plains, comme on dit dans mon pays, « que la mariée est trop belle », car on ne peut rien imaginer de plus complet, de plus merveilleux que les cures du docteur Perrochaud et que celles du docteur Cazin qui a succédé à son beau-père dans la direction médicale de ce vaste établissement. D'autre part, la tristesse de ce cloître immense (qui personnellement m'a saisi, quand j'y suis entré, de l'impression pénible, faite de regrets et de languitude, que je ressens toujours à l'Hôtel-Dieu de Paris) ne paraît pas impressionner les petits pensionnaires. Je les ai vus, tous ces rachitiques, trottiner sur la plage un béquillon dans la main, jouant à des jeux d'enfants riches,— au crocket, au tonneau, aux bagues, — gais comme des pinsons, l'œil brillant, la pommette allumée. J'ai vu aussi, à l'heure où on les baigne, leurs pauvres corps amaigris et grêles, tordus par l'âpre et implacable mal, çà et là marbrés de larges cicatrices ou souillés de quelque plaie purulente; alignés devant le flot, ils jouaient encore, les écloppés, tremblotant sous leur frêle vêtement de bain, dans l'attente du signal convenu. Un coup de sifflet et tous sautent à l'eau; un filet est là tendu pour leur barrer le passage, empêcher ceux qui sont grands déjà de se sauver à l'aventure. Trois minutes, un nouveau coup de sifflet et ils sortent, sans hésiter, comme ils sont entrés. Les sœurs, qui ont trempé elles-mêmes les plus petits, les remportent en courant vers l'hôpital où tout le monde rentre s'habiller. Après le bain, le repas (déjeuner, goûter ou dîner suivant l'heure de la marée haute), et le reste du temps la plage, en liberté, en pleine lumière, avec le droit de se rouler et de s'ébattre, de faire des châteaux de sable humide ou d'interminables parties de crocket. De rares classes et quelques séances à l'école professionnelle pour les adultes quand la bourrasque est trop violente; une nourriture saine, variée et abondante; quelques exercices gradués de gymnastique; et enfin une discipline bienveillante et douce, qui, pour n'être point peut-être aussi tendre que celle de la mère Marianne, ne laisse pas que d'être touchante, — tel est le régime général de la maison.

Comment voulez-vous que la scrofule, cette mystérieuse qui vit d'encombrement, de misère, d'ennui et de faiblesse, résiste à cette hygiène, à ce confortable, à cette joie, à cette force ? « L'enfant, disait jadis le bon Perrochaud, est, à son arrivée, pâle, indolent, triste et morose. Il a horreur du mouvement. L'appétit est quelquefois bon, mais le plus souvent il est nul ou irrégulier. Les chairs sont flasques ; la peau est terne et décolorée. Peu de jours après, l'appétit devient plus vif, mais l'amélioration n'est vraiment sensible qu'après quelques semaines de séjour. L'observateur est alors frappé d'une véritable transformation physique et morale. La constitution se modifie ; l'enfant est gai, actif, expansif, turbulent ; il n'a plus cette torpeur et cette indolence, il aime, au contraire, à respirer largement cet air saturé d'iode qui l'inonde et qui fouette les chairs, active toutes ses fonctions et amène peu à peu une admirable régénérescence de l'organisme. » Admirable en effet et suffisamment démontrée par les chiffres. En veut-on, en dehors des preuves classiques et indiscutées, quelques exemples nouveaux précisément tirés des statistiques de Berck ?

Sur 3,984 enfants entrés du 1er août 1869 au 31 juillet 1879, 847 étaient atteints d'affections osseuses parmi lesquelles 152 lésions du pied. Les résultats généraux du traitement ont été les suivants : Guéris : 91 ; non guéris : 4 ; améliorés : 14 ; réclamés : 12 ; renvoyés : 5 ; décédés : 6 ; encore en traitement : 16 ; ce qui donne une proportion de 60,27 0/0 de guérisons [soit 75,87 0/0 pour les garçons et 57,63 0/0 pour les filles]. Il convient de noter que, sur six décès, deux sont dus à la méningite tuberculeuse et survenus l'un treize jours et l'autre vingt-quatre jours après l'arrivée des malades à l'hôpital [1]. Ces deux enfants,

1. James Love. *Organisation des hôpitaux maritimes. Conclusions générales tirées de la statistique des manifestations de la scrofule sur le squelette du pied traitées à l'hôpital de Berck depuis sa fondation.* Thèse de Paris, 1880.

comme le fait très judicieusement observer M. le Dr J. Love, eussent dû être laissés à Paris et non envoyés à Berck pour y mourir ; la méningite tuberculeuse est assez lente en effet à parcourir son cycle funeste pour qu'on puisse prévoir, à quelques jours près, la succession des événements. Or, il ne peut venir à l'idée de personne que l'atmosphère marine ait la propriété d'enrayer une tuberculisation des méninges en voie d'évolution.

Autre statistique : du 18 octobre 1879 au 16 juillet 1881, un élève de M. Cazin, qui préparait pour sa thèse inaugurale une étude sur le traitement des scrofulides cutanées et des gommes scrofuleuses chez les enfants, relève les observations de toutes les opérations pratiquées à Berck sur les scrofulides par la méthode du grattage suivie de cautérisations au thermo-cautère. Sur dix-sept opérations tentées pendant cette période, quatorze ont complètement réussi (les malades sont partis entièrement guéris) et trois ont incomplètement réussi, en ce sens que les malades ont conservé des cicatrices plus ou moins kéloïdiennes [1].

Mais la démonstration de l'efficacité du traitement marin dans la scrofule n'est plus à faire, et personne ne doute que les interventions chirurgicales, si souvent nécessaires dans les manifestations de cette maladie, n'aient une terminaison autrement bénigne à Berck, par exemple, qu'à Trousseau, aux Enfants malades ou à l'hospice de la rue Denfert. Pourtant la tentative de Berck est unique et il y a aujourd'hui quinze ans que M. Bergeron écrivait : « Ce service est destiné à devenir, dans un temps plus ou moins long, un modèle que les administrations hospita-

1. L. Sabatier, *Traitement des scrofulides cutanées et des gommes scrofuleuses chez les enfants par le grattage et la cautérisation au thermo-cautère*. Thèse de Paris. 1882.

lières de la province ou de l'étranger voudront imiter. »

C'est tout au plus s'il y a eu par-ci par-là quelques tentatives dues exclusivement à l'initiative privée. A Berck même d'abord, la famille de Rothschild a fait construire un charmant cottage destiné à recevoir une quarantaine d'enfants environ. Je ne sais rien de plus coquet, de plus propre, de plus gai, de moins « hôpital » pour tout dire, que cette simple maisonnette, reluisante de lumière et de propreté. M. Lavezzari, qui en a dressé les plans, serait sans doute fort étonné d'apprendre que cette construction lui fait plus d'honneur peut-être que le superbe hôpital qui se dresse nu et mélancolique de l'autre côté de la plage. La maison Rothschild est la véritable maison de santé maritime; c'est elle que les conseillers généraux soucieux de doter leurs départements d'une œuvre saine et utile devront aller visiter.

Je connais encore un établissement analogue, plus grand, plus peuplé, moins heureusement situé mais plus ancien en date, le premier qui ait été élevé en France, celui de Mme Armengaud, fondé à Cette en 1847. Sur cette petite côte du golfe de Lyon, — aride, mais chaude et ensoleillée, que la Méditerranée, infiniment bleue, caresse d'une vague discrète et dont le sable moelleux et blond semble assoupli à souhait pour rendre la marche douce et le repos facile, — on a bâti quelques autres maisons maritimes. Au Grau-du-Roy, où saint Louis s'embarqua pour la Palestine, il y en a deux qui dépendent l'une et l'autre de l'Assistance publique de Nîmes, mais elles ont, comme celle de Mme Armengaud, le grave inconvénient de n'être ouvertes que pendant trois mois de l'année. A Cannes, en 1880, M. Jean Dollfus, dont on retrouve toujours le nom et la main largement ouverte dans toutes les œuvres d'une philanthropie éclairée, fondait une maison de santé pour les enfants scrofuleux en même temps que la ville de Nice en inaugurait une autre, due à la munificence de M. Freedland. Voilà pour la Méditerranée. Du côté de l'Océan, le département des Landes se prépare à édifier un hôpital maritime avec une somme de 1,200,000 francs, récemment léguée dans ce but par Mme veuve Desjobert. Ce sont là, à ma connaissance, tous les refuges que possède la France pour traiter les quelques millions de scrofuleux qui affaiblissent nos contingents militaires et abâtardissent notre race.

Une nation voisine, aussi profondément éprouvée que nous, l'Italie, a su plus tôt et plus sûrement se défendre. Le 12 juin 1853, le docteur Barellaï, membre de l'Académie de médecine de Florence, émettait devant ses collègues l'idée de fonder à La Via Reggio, non loin de la Spezzia et « sous les oliviers virgiliens de la Toscane », une maison maritime pour les enfants. « Cette heureuse pensée, dit le docteur de Pietra-Santa, fut saluée d'une approbation unanime par le docte aréopage et bientôt Barellaï, aidé dans son œuvre bienfaisante par toutes les dames de l'aristocratie toscane, fit installer à Via Reggio le premier hospice marin pour les enfants scrofuleux des deux sexes[1]. » Depuis cette époque et sous l'active inspiration du docteur Barellaï, à Milan en 1862, à Modène en 1863, à Bologne en 1864, à Mantoue, Brescia, Venise et Rome en 1868, à Turin en 1871, des comités s'organisent et des sociétés se fondent. « Le comité de Florence, — dit encore le docteur de Pietra-Santa, — envoie tous les ans un millier d'enfants à Livourne et à Via Reggio. Le comité de Milan a dirigé sur Voltri et Sestri-Levante,

1. De Pietra-Santa. *Les Hospices marins et les écoles de rachitiques*. Conférence faite le 23 juillet 1878 au Trocadéro. Paris, 1878.

de 1862 à 1875, 1,700 enfants. Les comités de la Romagne et de l'Émilie ont secouru et traité, en treize ans, près de 3,000 enfants à Fano. Le comité de Rome a déjà reçu 1,500 scrofuleux à Porto-d'Augio, à l'embouchure du Tibre. Le comité de Venise a traité, dans son hospice modèle du Lido, 3,879 enfants, parmi lesquels 1,561 ont été guéris, 2,240 améliorés, 58 sont restés stationnaires et 15 sont morts. » Il y a une ombre à ce tableau. Les hôpitaux italiens ne sont ouverts qu'en été. Pour permettre à un plus grand nombre d'enfants de profiter des bienfaits de la mer, on en expédie deux fournées qui restent à l'hôpital chacune six semaines. « Cette organisation, dit M. le docteur Manoury, est extrêmement pratique, et je crois que nous pourrions, en France, suivre l'exemple des Italiens pour créer des hôpitaux maritimes régionaux. » Assurément, mais encore faudrait-il qu'on ne les fermât jamais et qu'on pût, comme à Berck, garder et guérir définitivement après cinq ou six ans de traitement les malades profondément atteints[1].

En Allemagne, où la nécessité ne s'imposait pas moins qu'en Italie ou qu'en France, l'idée a été plus lente à éclore, l'exemple plus difficile à suivre. Cette année seulement, à l'instigation du docteur Ewald, de Berlin, un comité s'est formé, des souscriptions ont été recueillies et on a immédiatement construit un petit hôpital-baraque de 50 lits, à Wyck (Fôr), un autre de 25 lits à Norderney. Un troisième s'achève à Loppot, près de Dantzig.

« Les Américains, dit M. le docteur Brochard, ces hommes si pratiques dans toutes les questions sociales, ont construit à Atlantic-City une maison maritime pour

1. Voir, sur ce sujet, le remarquable rapport de M. A. J. Martin sur une mission à Turin. (*Archives des missions scientifiques et littéraires*, 3e série, tome VIII.)

enfants, *The children's sea shore houses*. Les résultats ont été si satisfaisants, au triple point de vue hygiénique, médical et financier, qu'ils en ont construit une deuxième, puis une troisième. Ces maisons, construites simplement, sont fondées et entretenues au moyen de souscriptions privées auxquelles s'intéresse le gouvernement. »

On voit que si la France n'a pas fait tout ce que, riche et généreuse, elle aurait pu faire, néanmoins elle tient une place honorable à la tête des nations qui ont souci de la santé, de la vigueur de leurs enfants.

La question s'agite de nouveau. Au dernier congrès d'hygiène à Genève, M. le docteur Armaingaud, de Bordeaux, a plaidé chaudement la cause des *Sanatoria;* je ne le chicanerai que sur ce mot même de *Sanatoria*, qu'il faut laisser aux Italiens; pourquoi pas « maison » tout simplement ? Mais ceci est un détail. M. Armaingaud voudrait bien voir un « sanatorium » à Arcachon, tandis que M. Vidal (qui a pris la parole après lui pour soutenir d'ailleurs des idées analogues) préférerait qu'on l'édifiât sur la plage d'Hyères. M. le docteur Rey, se promenant entre Cannes et Toulon, avait lui aussi trouvé, dans le petit golfe d'Agaÿ, au-dessus de Saint-Raphael, « un endroit privilégié ». La vérité est qu'il serait parfait d'en installer un à Arcachon, un autre à Hyères et un autre à Saint-Raphael. Ils ne suffiraient pas, hélas !

« Ayez pitié de vous-mêmes, pauvres hommes d'Occident », disait Michelet. Suivre ce grave conseil serait sage et prudent sans doute, mais parfois les meilleures bonnes volontés se heurtent aux obstacles les plus inattendus. Écoutez, vous qui en doutez, l'histoire que voici : il y a trois ans, le Préfet du Nord dépose au Conseil général un projet d'hôpital maritime pour les enfants du département et demande l'avis de la Société centrale de médecine de

Lille. Celle-ci s'assemble avec enthousiasme et nomme une commission qui se réunit, travaille et confie à M. Arnould le soin de présenter un rapport. Vous imaginez sans peine quel document précis, net et probant, M. Arnould a pu écrire, comment il a su déduire des raisons générales et des raisons spéciales au département du Nord les conclusions les plus logiques; avec quel art il a mis en lumière l'impérieuse obligation où nous sommes de nous défendre contre l'impitoyable scrofule; avec quelle conception haute et pratique des choses il a formulé les désirs de la Société. Peine perdue, talent inutile. Le Conseil, insoucieux d'apprendre que le Nord est un des départements les plus atteints de toute la France, le Conseil, qui aurait dû voter d'acclamation le million qu'on lui demandait, le Conseil n'a pas adopté. Je crois bien que c'est un médecin, sénateur du reste, qui a fait échouer le projet. On n'est jamais trahi que par les siens.

Mais, pas plus à Lille qu'ailleurs, la question n'est enterrée; au contraire, elle est dans le courant de nos discussions actuelles et elle reviendra l'année prochaine au congrès de La Haye. Puisse l'agitation pacifique que nous nous efforcerons de créer autour d'elle, réveiller l'attention nonchalante des autorités départementales, dont surtout la solution dépend.

(Septembre 1883.)

BAINS PUBLICS A BON MARCHÉ

Au temps — qui n'est pas si lointain — où M. Francisque Sarcey enseignait la philosophie classique aux jeunes Aveyronnais, la bonne ville de Rodez ne possédait qu'un établissement de bains dont l'état normal était d'ailleurs d'être fermé[1]; il s'ouvrait quelquefois cependant pour les amateurs avisés qui avaient soin de prévenir la veille. Un semblable mépris de la plus élémentaire hygiène n'est pas, je vous prie de le croire, propre aux seuls Ruthenois. Nombre d'excellents citoyens — Parisiens ou provinciaux — sont tout aussi dédaigneux de ce « baigner » que Montaigne trouvait « si salubre » et recommandait déjà contre les « légères incommodités encourues en nostre santé ». Aussi les installations balnéaires (qui manquent absolument dans nos campagnes) chôment-elles dans les grandes villes où elles sont toujours pauvrement aménagées. Mais je voudrais bien, en cette affaire, savoir lequel a commencé du lapin ou du chasseur; j'entends si les baigneurs sont peu nombreux parce que les bains sont insuffisants ou si les bains sont insuffisants parce que les baigneurs sont peu nombreux. Il est possible qu'autrefois, vers 1789, quand il n'y avait à Paris que trois cents baignoires, les patrons des « Samaritaines » d'alors n'avaient pas eu de grandes chances d'arriver par leur commerce à une fortune rapide; mais aujourd'hui les

1. Fr. Sarcey. *Étienne Moret*. Paris, 1876. (Page 106.)

besoins sont différents, la nécessité d'une certaine hygiène s'impose et pourtant les établissements continuent à être en France rares, malpropres et par surcroît fort couteux. Jetez les yeux sur un de nos plus modestes tarifs : *Bains simples, o fr. 60.* Bain simple, c'est-à-dire sans sel, ni médicament, ni son..... ni linge. Que si vous avez quelque répugnance à vous essuyer dans votre chemise, à patauger pieds nus sur un plancher humide et gras, à appuyer votre tête sur le zinc poisseux de la baignoire, — prenez du linge et votre bain vous coûtera trente sous. Ceci est un prix minimum, un prix de faubourg ou de banlieue, et je vous garantis que vous serez parfaitement mal servi si vous n'y ajoutez un léger pourboire au profit du garçon obséquieux, mais intéressé, qui vient vous offrir un masseur ou un pédicure.

La police, à ce qu'il paraît, n'a plus aucune action sur les établissements de bains, qui, non classés, échappent à la surveillance des Conseils d'hygiène. Autrefois, ils étaient soumis à des règlements, règlements sages tombés, hélas! peu à peu en désuétude. L'un d'entre eux, particulièrement raisonnable et prudent, prescrivait de mettre un thermomètre à la disposition de chaque baigneur et « de donner aux portes la facilité de s'ouvrir des deux côtés ». Or, le garçon — probablement mis en défiance par la mauvaise foi de quelques clients sans scrupule, qui avaient négligé de déposer sur la planchette le pourboire traditionnel — ne manque jamais de fermer soigneusement les cellules, de telle sorte qu'il faut commencer à sonner en sortant de l'eau pour être délivré une fois habillé. Il semble que ce soit là un simple désagrément? Ce peut être un grave danger. Imaginez, à l'heure du bain, un incendie à la Frégate, à la Samaritaine, ou même dans un établissement non flottant; pensez-vous que les employés auraient la présence d'esprit, le temps, le sang-froid d'ouvrir toutes les cabines? Et ne croyez-vous pas que le péril serait plus redoutable pour les malheureux barricadés dans des chambrettes hermétiquement closes que pour les habitués des salles de spectacle à la sécurité desquels on veille depuis quelques mois avec tant de sollicitude et de fermeté? Toutes ces raisons, petites et grandes, éloignent le public du bain chaud. Dans quelques provinces favorisées, on attend l'été pour aller faire une « pleine eau » à la rivière prochaine; dans celles où, suivant la pittoresque image d'un historien qui fut ministre, les fleuves « coulent à sec », on renonce à se laver. Et voilà ce qu'il ne faut pas.

Mais comment s'y prendre pour vulgariser une aussi bienfaisante coutume? Convient-il de décréter le droit au bain comme jadis on proclama le droit au travail et d'installer aux frais de l'État des piscines gratuites? Je ne suis pas de ceux qui prétendent exiger des municipalités et de l'État un concours permanent aux entreprises qui ont pour but le bien-être commun; j'estime qu'en maintes circonstances les associations privées font d'excellente besogne où l'initiative officielle se bornerait à gaspiller sans résultat l'argent des contribuables. D'ailleurs l'expérience a montré que l'appui du gouvernement ne suffisait pas à l'organisation définitive du *bain public à bon marché*. En 1850, ce problème préoccupait quelques bons esprits; il y eut un mouvement d'opinion et une commission dont faisaient partie MM. Trebuchet, Payen, de Saint-Léger, Davenne, Mary, Darcy, Delambre, Em. Trélat, Trémisot, Pinède, fut établie au ministère de l'agriculture et du commerce « pour étudier le fonctionnement des établissements de bains à l'usage des classes laborieuses ». Les travaux de cette commission aboutirent à une demande de fonds à l'Assemblée nationale, qui, le 3 février 1851, ouvrit au budget un crédit extraordinaire de 600,000 francs sur l'exercice de l'année, « destiné à encourager, dans les communes qui en feraient la demande, la création d'établissements modèles de bains et lavoirs publics gratuits ou à prix réduits ». Ces établissements devaient servir de modèles, non seulement à la bienfaisance, mais aussi à la spéculation ; la bienfaisance n'en profita guère et la spéculation ne songea pas à les imiter. Les municipalités d'Angers, d'Albi, d'Épinal, de Foix, de Guéret, de Lille, de Montpellier et de Mulhouse demandèrent bien des subventions, mais n'exécutèrent qu'imparfaitement les conditions exigées [1], et une circulaire ministérielle [2] constata mélancoliquement qu'il y avait lieu de reporter sur l'exercice 1852 le crédit resté sans emploi. Il est vrai que les communes devaient s'engager à pourvoir, jusqu'à concurrence des deux tiers au moins, au montant de la dépense totale.

Depuis lors, les entreprises de ce genre ont été rares. En 1867, quelques philanthropes, présidés par M. Michel Durand, fondent, à Rouen, une *Société de bienfaisance des bains et lavoirs publics de Saint-Sever* au capital de 60,000 francs; l'opération, difficile au début, réussit grâce à la patience des actionnaires qui voulurent bien faire une nouvelle avance de fonds. Dix ans plus tard, M. Houzé de l'Aulnoit, passant à Rouen, a visité cet établissement et recueilli, sur son fonctionnement, des renseignements pouvant servir de base à une organisation semblable dans une grande ville industrielle; il constata que le bâtiment principal comportait un rez-de-chaussée et deux étages séparés en deux parties par un couloir; la partie droite

1. *Annales d'hygiène publique et de médecine légale*, 1re série, tome XLVI, page 457.

2. 30 avril 1852.

(destinée aux hommes) avec huit petites salles ; la partie gauche (destinée aux femmes) avec six cabines seulement. « Dans chaque chambre, dit M. Houzé de l'Aulnoit[1], outre la baignoire avec ses deux robinets aboutissant l'un à un tuyau d'eau chaude, l'autre à un tuyau d'eau froide, on trouve une chaise en bois, une petite coquille pour y mettre le savon, une planchette avec une glace et un peigne, un bec de gaz et cinq porte-vêtements en bois. Chaque salle est éclairée par une demi-fenêtre ; au-dessous du sol, qui est asphalté, se trouve un conduit permettant aux eaux de la baignoire de se rendre au dehors..... Le bain coûte 0 fr. 40 sans le linge ; le fond de bain, 0 fr. 25 ; un peignoir, 0 fr. 15, et une serviette, 0 fr. 05. Le bain complet revient à 0 fr. 85. L'établissement est ouvert depuis 6 heures du matin jusqu'à 8 heures du soir. » On voit de reste que, par son exiguité aussi bien que par sa cherté excessive, l'établissement de Rouen ne répondait en aucune façon aux besoins de la population ouvrière ; seul le lavoir qui était annexé pouvait rendre de véritables services.

A Lille, l'administration municipale a créé, *Cour Cysoing*, un établissement de bains et lavoirs publics destinés aux ouvriers et aux nécessiteux ; contrairement à ce qui s'est passé à Rouen, ce sont les bains qui ont prospéré au détriment du lavoir ; celui-ci, délaissé, a été fermé. Les bains ont été conservés, mais non agrandis. Le tarif en est raisonnable : 0 fr. 30 avec une serviette. Il y a 50 baignoires dont 32 pour hommes, 14 pour femmes et 4 affectées aux bains sulfureux. On y distribuait, en 1879, environ 74 bains par jour.

1. Houzé de l'Aulnoit. *Étude sur l'installation et le fonctionnement des bains et lavoirs publics. (Bulletin de la Société industrielle du nord de la France.* Juillet 1879.)

Il est inutile d'insister sur l'insuffisance notoire des établissements de Lille et de Rouen ; et pourtant combien de villes en France sont encore moins bien partagées! Mais ce ne sont pas en pareille matière les résultats partiels qui importent; il faudrait un grand mouvement comme celui qui se produisit à Berlin quand on installa, d'après les Anglais, les premiers bains-lavoirs. L'affluence fut telle qu'on dut, pour satisfaire aux exigences du public, prolonger les séances jusqu'à neuf heures du soir à la lueur du gaz, et même le samedi jusqu'à onze heures! C'est un besoin de propreté que les Prussiens ne semblent pas avoir conservé, mais qui serait durable chez nous s'il s'établissait une fois.

Les Anglais ont su, depuis longtemps, résoudre la question qui nous occupe; ce sont eux qui, en 1842, construisirent à Liverpool les premiers bains-lavoirs, dans lesquels ils réalisèrent immédiatement une économie énorme sur les frais d'installation et sur les frais généraux. Les bains furent divisés en deux classes et cotés dans la première de 40 à 60 centimes chauds, de 20 à 30 centimes froids; je me hâte d'ajouter, pour les distinguer tout de suite de nos fallacieux « bains simples », qu'on avait droit à deux serviettes (*propres,* disent les statuts que j'ai sous les yeux), sans augmentation de prix. Dans la seconde classe, les bains chauds coûtaient 20 centimes et les bains froids 10 centimes avec une serviette. Ce sont là, en attendant la gratuité qui est préférable, les prix que nous devrions chercher à atteindre ; ils ne sont pas exagérés.

A cette réforme importante les Anglais en ajoutèrent une autre, plus intéressante encore peut-être; ils inaugurèrent les piscines. Il n'y a pas en France une seule de nos stations thermo-minérales, pour si misérable qu'elle soit, qui ne possède un grand bassin où l'on s'ébat en compagnie dans une eau presque courante. C'est ainsi d'ailleurs que sont organisés nos bains froids[1]; mais nulle part, ni à Paris ni en province, on ne trouve d'autre bain tempéré que le bain de baignoire. En Angleterre, au contraire, les piscines existent dans tous les bains-lavoirs. A Sainte-Marylebone, par exemple, celles de première classe ont 12 mètres de long sur 11 mètres de large et 1 m. 50 de profondeur; celles de seconde classe sont un peu plus étroites. Le tuyau en fonte qui leur apporte l'eau traverse avant d'y arriver toutes les eaux chaudes sales qui s'échappent des baignoires et des baquets à laver; ainsi leur chauffage ne coûte absolument rien.

Tel fut le succès de ces entreprises qu'on ne tarda pas à voir s'élever à côté des instituts municipaux trois autres espèces d'établissements analogues, fondés par des sociétés financières, des souscriptions volontaires et des clubs[2]; les uns et les autres ont magnifiquement prospéré.

A Bruxelles, à Vienne, à Hambourg, à Bâle, à Berlin, à Magdebourg, à Leipzig, à Brême, à Nuremberg, à Carlsruhe, on a suivi l'exemple des Anglais; partout les hygiénistes et les économistes constatent la faveur avec laquelle les ouvriers ont accueilli cette innovation.

« Serait-ce rêver l'impossible, disait jadis Fonssagrives, que de penser que des piscines tièdes, échauffées par des eaux artésiennes ou industrielles, permettront plus tard dans vos villes la pratique de la natation pendant l'hiver? Je ne le crois pas, et je ne puis qu'éprouver un sentiment douloureux quand je vois tant d'eau chaude s'en aller aux ruisseaux, tant de vapeur d'eau s'en aller aux nuages, qui,

1. Voir H. Napias, *les Établissements de bains froids à Paris. Annales d'hygiène publique et de médecine légale*, 2e série, tome XLIX.)
2. J. Bex, *Des Établissements de bains publics.* (*Annales d'hygiène publique et de médecine légale*, 3e série, tome IV, 1880.)

conduites dans des tuyaux, se ramifiant dans un bassin, en élèveraient, sans dépense, la température à ce qu'elle doit être pour des bains d'hiver. » C'est proprement poser le problème et en montrer du doigt la solution. Étant donné qu'il importe que les établissements soient nombreux, peu coûteux, sinon gratuits, munis de piscines et très proprement aménagés, il faut évidemment trouver un système économique spécial permettant d'obtenir le chauffage à bon compte et de réduire les frais généraux.

Ce système sera différent pour les villes et pour les villages. A Paris, à Marseille, à Rouen, à Lille ou à Lyon, la municipalité n'aura que faire d'intervenir, car les sociétés financières qui voudront organiser des bains-lavoirs combinés, dans lesquels on utilisera (comme le conseille Fonssagrives, et comme l'indiquait déjà Darcy en 1850) les eaux de condensation des machines à vapeur et plus généralement toutes les eaux chaudes que les usines jettent au ruisseau, ne tarderont pas à réaliser d'assez beaux bénéfices pour qu'il soit nécessaire de les subventionner. On pourra, au contraire, leur imposer, en échange de l'autorisation, l'obligation de donner le bain gratuitement à certains groupes tels que les soldats et les enfants des écoles.

Dans les petites villes, dans les campagnes (où il n'y a pas d'usines, et où les grands lavoirs sont inutiles parce que les ménagères font la lessive chez elles), la solution serait moins commode peut-être à trouver. M. Arnould, néanmoins, indique un moyen à la fois très séduisant et très pratique de « combattre chez les petits villageois cette horreur sacrée de l'eau dans laquelle on les élève [1] ». « Les moindres villages, dit l'éminent hygiéniste de Lille, complètent et élargissent aujourd'hui les locaux de leur école

1. Arnould, *Vulgarisation des bains. (Annales d'hygiène publique et de médecine légale,* 3e série, tome III, 1880.)

primaire. Serait-il difficile d'y annexer une salle de bains-douches dont la salle de classe servirait au besoin de vestiaire? Les communes les moins riches offrent des portions de bois à leurs habitants; on en allouerait une à la salle de bains, ou l'on s'y prendrait de toute autre façon; c'est un sacrifice qui n'est pas à regretter. Les enfants iraient eux-mêmes chercher leur eau : cinq litres par tête! Les plus petits en seraient capables et ce serait un amusement... » Combien d'années s'écouleront avant qu'une seule commune ait essayé du système que propose M. Arnould? Il y a sept ans que M. Tollet a soumis à l'approbation du ministre de la guerre une organisation de bonnes douches à l'usage des casernes, économiques et largement comprises; où cette organisation a-t-elle été mise en expérience?

Peut-être va-t-on faire quelque chose à Paris; mais il n'en faudrait pas jurer, car le projet a déjà échoué une fois. Au mois de décembre 1880, deux industriels sollicitèrent du conseil municipal « la concession des eaux de condensation non utilisées des machines à vapeur de la Ville de Paris, à l'effet d'établir des *écoles de natation permanentes* [1] ». Le conseil municipal s'empressa d'accorder la concession sollicitée, mais il exigea quelques garanties que les intéressés ne furent pas en mesure de fournir et il dut, le 5 août 1882, annuler la concession accordée le 25 avril 1881. Cette décision était à peine prise qu'un nouvel industriel, M. Christmann, sollicitait la même concession dans un but identique. Par une délibération, en date du 21 mars 1883, le conseil municipal accéda à la demande de M. Christmann et lui accorda, pour une durée de 25 ans, au prix de *un franc* par an, les eaux de conden-

1. Napias et Martin, *les Progrès de l'hygiène en France de 1878 à 1882*. Paris, 1882.

sation produites par les machines à vapeur du quai de Billy, de la Villette et du quai d'Austerlitz. « La ville, dit le cahier des charges, ne donne aucune garantie relativement à la qualité des eaux livrées, à leur quantité, à leur température et à leur limpidité. Le concessionnaire ne pourra élever aucune plainte, ni réclamation d'indemnité, s'il arrive que la ville cesse de faire fonctionner ces machines temporairement ou définitivement; il établira la canalisation souterraine conformément aux indications de l'administration; créera, à ses frais et risques, des établissements contenant des bassins de natation ayant environ 35 mètres de longueur, 12 à 14 mètres de largeur et une profondeur moyenne de 2 mètres. Ces bassins seront alimentés d'eau courante, chauffée, filtrée et convenablement renouvelée; la température en sera maintenue à un degré de chaleur suffisant pour rendre la natation praticable en toute saison. Le concessionnaire devra se conformer aux instructions de l'administration en ce qui concerne les moyens de donner pleine sécurité aux baigneurs de divers âges contre tous risques et dangers. La ville de Paris se réserve le droit d'autoriser quatre jours par semaine les sociétés des caisses des écoles et les fonctionnaires du service de l'instruction publique à envoyer aux établissements de natation les élèves des deux sexes de ses écoles. A cet effet le concessionnaire s'engage à mettre à la disposition de la ville de Paris un des trois bassins de natation qu'il s'oblige à construire par chaque établissement de la ville dont les eaux lui sont concédées. Les trois autres jours de la semaine devront être réservés à la garnison de Paris. Le prix à payer par l'administration pour les bains pris en exécution de la clause précédente sera fixé à 15 centimes avec fourniture de linge pour les garçons et à 20 centimes avec fourniture de linge pour les filles. Le linge comprendra caleçon et serviette pour les garçons et costume de bain et serviette pour les filles. Le public des deux sexes sera admis tous les jours de la semaine au prix de 25 centimes par personne, linge non compris, dans l'un des trois bassins. Le troisième bassin est réservé à l'exploitation commerciale du concessionnaire pour l'indemniser des bains à prix réduits qu'on lui impose. Les eaux concédées devront être réparties par portions égales dans chacun des trois bassins. »

Toujours aux termes du cahier des charges, deux de ces établissements devront être ouverts au public dans le délai de quinze mois, le troisième, dans le délai de deux ans; il est donc probable que nous assisterons avant peu à leur inauguration. Je ne doute pas, pour ma part, que si le concessionnaire est adroit, s'il sait attirer à la fois dans son établissement, par un artifice de construction et par une certaine habileté d'administration, la clientèle de luxe qui paie bien, et la clientèle pauvre qui marque rapidement par le nombre, il ne soit promptement satisfait de son opération commerciale; au point même que, si l'eau de la ville venait à manquer, il pourrait en prendre ailleurs, à grands frais, sans cesser de gagner de l'argent.

Mais il est un point qui reste indéterminé et qu'il serait tout à fait important de fixer : l'eau concédée par la ville de Paris sera-t-elle directement envoyée après filtration dans les piscines ou servira-t-elle simplement de moyen de chauffage? Que si M. Christmann avait l'intention d'alimenter ses bassins avec l'eau de condensation d'une machine à vapeur, toujours souillée quoique filtrée et limpide, je crains qu'il ne se trompe sur le succès de son entreprise. Et d'ailleurs la quantité elle-même serait-elle suffisante? La machine du quai de Billy lance quotidiennement dans l'égout 1,000 mètres cubes environ d'eau sale à 30 degrés; les deux usines de la Villette et du quai d'Austerlitz en fournissent à peu près autant; en défalquant les pertes inévitables, on peut compter que seize ou dix-huit cents mètres cubes seulement arriveraient jusqu'aux neuf piscines; je ne crois pas que cette masse puisse permettre d'alimenter les trois établissements « d'eau courante et convenablement renouvelée ». Mais il y aurait mauvaise grâce à critiquer par avance une aussi louable tentative; il vaut mieux espérer qu'elle réussira pleinement et que « celui qui trouve à peine dans le prix de son travail de quoi se vêtir, se nourrir et s'abriter » ne sera plus, comme le craignait Armand de Melun, représentant du peuple, « obligé de regarder le bain comme un objet de luxe interdit à sa fortune ».

(Octobre 1883.)

FOLIE ET DIVORCE

IMBÉCILE vient du latin et signifie proprement sans bâton ; un imbécile est un malheureux sans bâton, un pauvre hère sans défense. La raison qui nous éclaire et nous guide l'a abandonné — pour toujours, disent les uns; momentanément, disent les autres. Il y a des imbéciles furieux, il y en a de calmes ; ils peuvent raisonner sur certaines choses et déraisonner seulement dans certains cas; de même qu'on naît ou qu'on devient aveugle, on naît ou on devient idiot, et si nulle maladie n'est parfois, hélas ! plus tristement évidente aux yeux de tous, nulle aussi n'est plus habilement dissimulée par les malades qui ont une vague conscience de leur faiblesse.

Trélat, dans un livre curieux [1], dont Émile Zola a dit quelque part qu'il était intéressant comme un roman, cite mille exemples inoubliables de ces manies soigneusement cachées et compatibles, au moins pour un temps, avec le train ordinaire de la vie quotidienne. Il conte, entre autres, l'histoire d'une jeune fille de bonne famille, un peu bizarre de caractère, mais bien portante et fort aimable, qui épousa un honnête négociant. Ce fut tout de suite une mauvaise femme de ménage, préoccupée de sa toilette, inattentive aux soins domestiques et manifestement dupée par ses valets; son unique souci semblait être de ne point

1. *La Folie lucide étudiée et considérée au point de vue de la famille et de la société*. Paris, 1861.

aller se coucher sans s'être d'abord enfermée plusieurs heures dans un cabinet de toilette. Son mari s'étonnait de ces originalités, mais ne fit rien pour l'en corriger; un jour pourtant et tandis qu'elle était gravement malade, il fouilla toutes les armoires de sa femme qui n'avait jamais voulu lui en confier les clefs. Il y trouva classés chronologiquement et par ordre de matières tous les résidus corporels que depuis dix ans la malheureuse enlevait de la surface de sa peau: fragments d'ongles des pieds dans des papiers roses; fragments d'ongles des mains dans des papiers bleus, râclures de peignes dans des papiers chamois... J'en passe, qu'on devinera. Rétablie, la pauvre créature continua sans bruit sa petite collection. Elle est morte folle furieuse dans un établissement d'aliénés. Deux de ses cousins, détail dont le mari avait négligé de se préoccuper en l'épousant, y étaient morts avant elle.

C'est à de semblables ménages que, contre l'avis de M. Blanche, M. Luys aurait voulu faciliter le divorce. On se souvient de la querelle: au mois d'avril de l'année dernière, la Chambre des députés, saisie pendant son examen du projet de loi de M. Naquet d'un amendement tendant à faire considérer la folie comme une cause de divorce, soumit la question à une commission composée de MM. Blanche, Charcot et Magnan. A l'unanimité, ces trois aliénistes proposèrent de repousser l'amendement, et M. Blanche apporta à la tribune de l'Académie de médecine les raisons sur lesquelles ils avaient étayé leur opinion. La Chambre d'ailleurs s'était rangée à leur avis et n'avait point inséré dans la loi cette disposition nouvelle. Mais M. Luys souleva immédiatement devant l'Académie la discussion close au Parlement et réfuta à sa manière les arguments du docteur Blanche. « La folie, dit-il, est incurable, et c'est au nom de l'indissolubilité du lien conjugal que vous allez condamner un être sain, en pleine floraison, à être attaché à un être déchu, diminué de la plus noble partie de lui-même, à un véritable *mort-vivant!* » Et il proposa alors « la formation d'une commission arbitrale constituée par trois médecins aliénistes, qui, une fois saisie de la demande en divorce, aurait pour mission de se rendre une fois par mois pendant une année auprès du malade, de l'examiner avec soin, de faire un diagnostic et un pronostic, de prendre des notes mensuelles et de voir ainsi quelles sont les oscillations de la maladie... » Trois médecins, une fois par mois, pendant une année, avec un diagnostic et un pronostic? Mais il y aurait là de quoi frapper les plus robustes esprits!

L'Académie, qui avait applaudi M. Blanche, ne manqua pas d'applaudir M. Luys; il y eut un autre discours de M. Blanche, une autre réponse de M. Luys et de nouveaux applaudissements; mais de conclusion point. Or, la loi votée par la Chambre va passer devant le Sénat [incessamment, dit-on], et il est probable que l'amendement repoussé au Palais-Bourbon sera de nouveau présenté et soutenu au Luxembourg; d'autre part, la question est à l'heure présente discutée dans la presse politique par un journaliste d'une autorité rare, M. Francisque Sarcey, qui, très nettement, et pour des raisons de pure morale, se range à l'avis de M. Luys. La solution parlementaire reste donc douteuse.

Et pourtant M. Luys base sa thèse sur une affirmation contestable — et vivement contestée; pour Charcot, pour Magnan, pour Blanche, pour la plupart des médecins modernes, la folie n'est pas incurable. « J'ai connu, dit Blanche[1], une dame atteinte de lypémanie qui est restée

1. *Bulletin de l'Académie de médecine*, n° 19, 9 mai 1882.

dix ans dans une maison de santé. Pendant ce long laps de temps elle avait perdu son mari ; on avait dû faire prononcer son interdiction ; ses filles avaient été mariées ; constamment absorbée dans son délire, on la considérait comme incurable. Elle a guéri et depuis bien des années elle se maintient dans un état de parfaite raison, elle a repris sa place dans sa famille et dans le monde. » « Je me rappelle, dit plus loin[1] le même aliéniste, avoir été consulté pour un malade qui, atteint d'abord d'un accès de dépression mélancolique, suivi d'une rémission de plusieurs années, était dans une crise d'agitation maniaque avec délire orgueilleux durant déjà depuis plus de deux ans. On n'était pas d'accord sur la nature du mal, et d'aucuns et des plus expérimentés prononçaient le mot de paralysie générale et d'incurabilité. Je ne fus pas de cet avis et déclarai que cette crise n'était qu'une phase d'une folie circulaire et que, si longue qu'elle fût déjà, il fallait attendre avant de se prononcer, et avant de recourir à des mesures légales qui, si elles étaient légitimes en tant que réclamées par de graves intérêts en souffrance, pourraient, d'un autre côté, avoir de fâcheuses conséquences sur le moral du malade s'il redevenait lucide. Mon opinion prévalut. Deux années s'écoulèrent encore sans que l'agitation se calmât, et sans que le délire disparût. La confiance des parents commençait à s'ébranler. Enfin la crise cessa. Le malade, qui s'était couché le soir en pleine agitation et en plein délire, s'était endormi vers le milieu de la nuit et le lendemain il se réveillait calme et raisonnable. Quelques jours après il rentrait chez lui, heureux de se retrouver avec sa femme et ses enfants. Il a vécu encore plusieurs années, et est mort sans avoir eu de nouvel accès. »

1. *Bulletin de l'Académie de médecine*, n° 19, 9 mai 1882.

Et ailleurs [1] : « Il est une autre malade qui a été pendant douze ans, de 1868 à 1880, dans un état de mélancolie avec illusion des sens et hallucinations, qui a dû être interdite, qui aujourd'hui est levée de son interdiction et qui a donné, dans les circonstances les plus pénibles, des preuves irrécusables de la fermeté de sa raison. Une autre encore qui a été soumise à des soins spéciaux depuis 1855 jusqu'en 1873, avec des rémissions incomplètes, est depuis plusieurs années déjà en état de soigner à son tour son enfant atteint d'idiotie... Un autre, enfin (paralytique général celui-là), et que MM. Brouardel et Tillaux ont vu avec moi, est rentré chez lui depuis plus de quatre ans. Il exerce une profession libérale qui exige de sa part d'incessants travaux intellectuels et il est en plus investi de fonctions publiques électives qu'il remplit de la façon la plus brillante. »

Je sais bien que M. Luys a traité les observations du docteur Blanche de *vaguement anecdotiques* et d'*incomplètement suivies;* il aurait voulu, pour se convaincre, « des observations cliniques bien prises, bien suivies, avec un diagnostic précis et une étude régulière mois par mois de la marche de la maladie et des allures présentées par elle [2] ». Une façon comme une autre de dire qu'il ne croyait pas un mot des affirmations de M. Blanche. Mais M. Luys, qui a « compulsé toute la collection des *Annales médico-psychologiques* » pour n'y rencontrer que « trois exemples cités par Snell dans un journal allemand [3] », n'a donc pas lu, entre autres, ce cas décrit par Baillarger [4] :

Un homme de quarante-deux ans, d'une constitution

1. *Bulletin de l'Académie de médecine*, n° 24, 13 juin 1882.

2. *Bulletin de l'Académie de médecine*, n° 22, 30 mai 1882.

3. *Bulletin de l'Académie de médecine*, n° 25, 20 juin 1882.

4. Baillarger, *Des symptômes de la paralysie générale et des rapports de cette maladie avec la folie*. Appendice au *Traité des maladies mentales*, de Griesinger, page 678. Paris, 1873.

vigoureuse et d'une intelligence brillante, perdit un enfant qu'il chérissait beaucoup et, presque à la même époque, subit des pertes d'argent assez considérables qui ébranlèrent sa fortune et son crédit. Il ressentit un grand chagrin de ces malheurs successifs et sa raison se troubla; on dut même l'interner à l'asile de Bloomingdale. Le pauvre diable croyait alors posséder cent cinquante moulins, dont les cinq séries de meules donnaient par semaine 25,000 sacs de farine, d'un produit d'un million de dollars; il parlait sans cesse de ses mines d'or, projetait de grands voyages et écrivait à son agent de change de lui acheter 35,000 actions de chemin de fer. Peu à peu la sensibilité s'affaiblit, la parole s'embarrassa et la mémoire disparut. Au bout d'une année, sous l'influence d'un traitement énergique et particulièrement heureux, la gravité des symptômes diminua; l'intelligence reparut lentement et le malade sortit de l'asile complètement guéri. Dix ans après, il jouissait encore d'une santé excellente.

Et tandis qu'il était enfermé, impuissant et gâteux, sa femme se trouvait pour demander le divorce dans les conditions exigées par M. Luys. Sans doute, elle l'eût obtenu et le malheureux chef de famille eût trouvé peut-être en rentrant au logis la place prise par un autre. Or, l'observation que donne Baillarger et qu'on ne saurait qualifier que « d'observation bien suivie, avec un diagnostic précis et une étude régulière, mois par mois, de la marche de la maladie et des allures présentées par elle », a été publiée par M. Foville [1]. Comment a-t-elle pu échapper aux perquisitions de M. Luys? Je ne cite que pour mémoire les cas de guérison consécutifs à une épidémie de fièvre typhoïde signalés récemment dans l'asile de Durham par le docteur Campbell [2], et j'ajoute qu'il

1. *Annales médico-psychologiques, 1858*, page 378.
2. *Na Brand,* juillet 1882.

suffit de feuilleter un traité classique des maladies mentales pour y trouver la mention d'un grand nombre de guérisons à longue échéance.

Alors de deux choses l'une : ou les auteurs se sont trompés, et ce serait pour M. Luys une démonstration rétrospective à faire ; ou M. Luys porte lui-même un pronostic un peu hasardé. Il admet pourtant que tels malades rendus à leur famille « peuvent reprendre leur vie normale et cela pendant plusieurs années consécutives », tout en conservant le germe de la maladie qui réapparaîtra, « vienne une cause occasionnelle, 2 ans, 3 ans, 15 ans, 25 ans après leur sortie de l'asile[1]. » Ces stades de tranquillité et de raison suffiraient à la rigueur pour donner le droit à un malade de retrouver dans sa famille la place momentanément abandonnée.

Mais admettons que M. Luys ait seul raison, que la curabilité de la folie ait été faussement établie, que la science soit bien désarmée devant ce triste fléau. Faut-il, avec lui, conclure à la dissolution du lien conjugal ?

M. Sarcey, sur ce point, pense comme M. Luys. « Je causais l'autre jour, dit l'éminent polémiste, avec un interne qui est de service dans un des asiles ouverts à la folie par la charité publique. Il me conta une singulière histoire. Il y avait dans la maison un pauvre fou qui avait peu à peu dégringolé jusqu'à la démence. La vie physique persistait seule en lui, mais on sait qu'elle persiste chez beaucoup de déments avec une intensité si vive et si puissante, qu'on les voit survivre trente ou quarante ans au naufrage de leur raison. Il semble que la mort ne se soucie pas de prendre ces êtres inutiles, ou ne veuille pas rendre à leur famille le service de les en débarrasser. Sa femme

1. J. Luys, *Traité clinique et pratique des maladies mentales*, page 323. Paris, 1881.

venait le voir toutes les semaines ; elle s'informait de sa santé et lui apportait quelques douceurs. Il ne la reconnaissait point et elle s'en allait en pleurant. C'était une douce créature, que tout le monde plaignait, car elle avait l'air de vivre uniquement de son travail et il était évident qu'elle se privait pour subvenir aux besoins ou plutôt aux menus plaisirs du malheureux dont elle portait le nom.

« Elle se rencontrait parfois avec un brave homme qui venait, lui, rendre visite à sa femme, enfermée dans l'asile à la suite d'accès de folie furieuse. Il n'avait plus aucune espérance de la voir jamais recouvrer la raison. Il continuait à venir néanmoins, mais il n'était pas toujours admis à l'entretenir. On craignait que sa vue n'exaspérât la malade. Cette communauté de chagrins établit un lien entre les deux visiteurs. Ils se contèrent leurs douleurs ; ils prirent insensiblement l'habitude de venir aux mêmes jours du mois et aux mêmes heures sans s'être précisément donné rendez-vous. Ils s'en retournaient ensemble. La femme était pauvre, mais ordonnée et travailleuse. L'homme n'était pas riche, mais il gagnait largement de quoi vivre, et il souffrait que son ménage ne fût plus tenu. Vous devinez ce qui arriva. A cette heure, ils viennent de compagnie à l'asile et demandent chacun leur fou ; ce seraient les plus heureuses gens du monde s'ils n'étaient tourmentés de cette idée cruelle que leurs enfants sont adultérins. Mais à cela ils ne peuvent rien, puisqu'il ne leur a pas été permis de régulariser leur position par un double divorce, avant de fonder un nouveau foyer et de se créer une famille [1]. »

Et M. Sarcey suppose aussitôt que l'asile est « le seul milieu où l'aliéné puisse vivre » et qu'il n'y a dès lors « aucun compte à tenir des lamentations de ceux qui pré-

1. *XIXe Siècle*, 30 septembre 1883.

tendent que le divorce privera l'aliéné des soins que lui eût prodigués sa femme ». Il est malheureusement trop évident que dans la majorité des cas il faut faire enfermer un fou, mais c'est une erreur de croire que tous ceux qui sont enfermés ne considèrent pas leur internement comme un supplice ; plusieurs, au contraire, n'ont pas perdu tout souvenir de leur vie passée et s'intéressent aux événements du dehors, tout en continuant à délirer sur un sujet spécial. Ceux-là reconnaissent leurs amis, les internes, le médecin ; ils causent volontiers, et souvent pendant un long temps, avec une certaine suite dans leurs idées ; puis, brusquement, recommencent à divaguer. Quel sort leur réservera-t-on ? Leur folie constituera-t-elle un cas de divorce ? Si oui, on les privera d'une famille dont ils sentent le prix, et dans laquelle ils ont le ferme espoir de rentrer un jour ; si non, on condamnera le conjoint bien portant à cette solitude funeste que MM. Luys et Sarcey voudraient lui éviter.

« La question du divorce, dit M. Sarcey[1], s'agite dans les conseils des hommes ; la loi, j'entends la loi humaine, n'a point à s'occuper des dédommagements qu'une existence future ménage à ceux qui l'ont observée. Son dessein est d'assurer, autant qu'il est en elle, entre les hommes unis en société, la paix et la concorde qui sont des conditions essentielles de bonheur. Elle n'a pas d'autre but. Il lui est donc interdit de dire aux hommes : sacrifiez-vous ; soyez plus grands que nature ; donnez l'exemple des dévouements sublimes. Elle doit s'arranger, au contraire, pour que les hommes, tout en ne portant aucune atteinte au bonheur d'autrui, vivent aussi heureux qu'il est permis de vivre sur cette terre. C'est l'intérêt bien entendu de la société que le plus grand nombre possible de ses membres

1. *XIX*e *Siècle,* 25 septembre 1883.

jouissent de la plus grande somme de bonheur possible, et c'est affaire à la loi de le garantir.

« La question se réduit donc à ces termes : Est-il plus avantageux à la société, est-il plus avantageux à l'individu que l'un des deux conjoints se trouvant frappé d'aliénation mentale, l'autre soit autorisé à rompre les liens qui l'attachent à ce mari devenu fou et fou incurable, à contracter une nouvelle union ? »

N'y aurait-il pas quelque imprudence, au contraire, à mettre à la portée d'un époux trop faible un aussi commode moyen que l'asile et l'incurabilité [celle-ci étant trop souvent la conséquence immédiate de l'internement], d'éloigner à jamais du foyer de famille celui des deux conjoints qui a perdu la force de se diriger dans la vie ? Avec ce système, nous aurions bientôt fait d'établir chez nous cette « union libre » qui gêne notre morale, que nos mœurs tolèrent et qui sera peut-être acceptée sans conteste par nos arrière-petits-neveux. Mais ce temps n'est pas venu et notre civilisation nous impose encore du mariage une conception plus haute et plus juste. Que si le divorce doit être prononcé en cas d'indignité de l'un des époux, il ne peut pas l'être en cas d'infirmité ; et ce ne serait point une bonne loi, une loi équitable, moralisatrice, une digne loi française qui permettrait à une femme de chasser son mari dément pour aller mettre sa main dans celle d'un autre homme.

Mais, dit M. Luys, ces faiblesses sont faiblesses humaines, « les passions malsaines que vous voulez refréner, vous ne ferez que les faire refluer ailleurs ; et soyez-en bien certains, au bout d'un temps variable suivant les natures et les tempéraments, à côté du ménage que vous voulez artificiellement maintenir, il y aura un ménage collatéral qui se créera de lui-même comme dans la séparation de corps, rien que par la seule force des choses et le jeu naturel des passions, si bien que des enfants adultérins naîtront et deviendront ainsi une cause d'aggravation nouvelle. » Vous calomniez, monsieur Luys, les femmes de notre pays. J'en connais, moi, qui ont eu ce malheur irréparable d'épouser un aliéné, et qui, sans un murmure, sans une plainte, sont devenues les douces gardiennes de leur triste compagnon. J'en connais une entre autres, — dont je conterai sûrement un jour la touchante histoire — qui, à force d'amour, de persévérance et de bonté, a sauvé son mari d'une paralysie générale qu'une hérédité manifeste et des prodromes significatifs rendaient singulièrement menaçante. Ces femmes-là, monsieur Luys, ne songeaient pas « à créer près du leur un ménage collatéral », et c'étaient pourtant de jeunes et brillantes créatures dans tout l'éclat de leur grâce et de leur beauté, capables d'inspirer l'amour et qui n'avaient pas même l'enfant comme suprême sauvegarde.

Je ne saurais affirmer que toutes les épouses sont vertueuses et que tous les époux sont fidèles ; à côté des exemples du docteur Blanche, il y a certainement place pour ceux de Fr. Sarcey. Mais l'impérieux devoir de la loi est de montrer la route à ceux qui s'égarent, et non de légitimer leurs faiblesses et de les guider dans la mauvaise voie.

Autorisez aujourd'hui le divorce des aliénés, que répondrez-vous demain à la femme éplorée qui viendra vous dire que son mari est impuissant, épileptique, ou qu'il a quelque mal affreux : un ulcère, un éléphantiasis, une fistule, que sais-je? Que lui répondrez-vous si elle vous dit qu'on l'a trompée, qu'elle ignorait son malheur la veille de son mariage, qu'elle a horreur de l'homme qu'elle a épousé ? Sera-t-elle moins pitoyable que la femme d'un dément inoffensif ou d'un doux maniaque? Et son mari, à elle, pourrait discuter, parler aux juges, défendre ses droits! l'aliéné ne le pourra pas. Les mesures devront toujours être prises contre lui et sans débats.

Quels médecins alors voudront porter cette lourde responsabilité de venir affirmer devant un magistrat qu'un homme est assez fou pour qu'on l'expulse de sa famille sans autre forme de procès ? Il ne faut point perdre de vue qu'un divorce n'est point comme l'internement ou l'interdiction une mesure temporaire qui prend fin à la guérison du malade; c'est un arrêt que le mariage de l'un des conjoints rend irrévocable. Ainsi le faible serait lésé au profit du fort, et de l'ingrat peut-être ? C'est ce qu'empêcheront sans doute les pères conscrits de la Chambre haute, si on leur présente à nouveau l'amendement que les députés ont repoussé : ils auront quelque pitié pour les misérables déments; ils ne voudront pas les abandonner « sans bâton » dans la dure lutte de l'existence.

Aussi bien en tout ceci la pathologie domine forcément la morale, et la discussion ne peut subsister dans ce domaine que si véritablement la folie est incurable; ce que M. Luys, à ce qu'il me semble, n'a point encore rigoureusement démontré par une série « d'observations cliniques suivies, avec un diagnostic précis et une étude régulière, mois par mois, de la marche de la maladie et des allures présentées par elle ».

(Novembre 1883.)

LES ACCIDENTS DU TRAVAIL

Tout le monde vient de lire et de commenter les détails de ce terrible incendie de Roubaix, assez rapidement éteint pour n'avoir pas occasionné de graves dégâts matériels, et si meurtrier cependant, qu'il a causé la mort d'une douzaine de jeunes femmes. C'est un ouvrier, un enfant de seize ans, qui l'a allumé. Il travaillait, au premier étage de la filature de MM. Dillie frères, à transporter près d'une trappe des ballots qu'on jetait ensuite au rez-de-chaussée; maladroitement il brisa d'un coup de pied une tourie de benzine déposée là, par un malheur; le liquide répandu, filtrant à travers le plancher, coula jusqu'à un bec de gaz et s'enflamma. Les flammes, léchant les murailles, envahirent la cage de l'escalier et, brusquement, pénétrèrent dans l'atelier du second étage où une trentaine de piqûrières étaient installées. Affolées devant cet envahissement soudain, inconscientes de la réelle importance du sinistre, excitées aussi par leur mutuel apeurement, les malheureuses se précipitèrent des fenêtres sur le pavé de la cour : six mètres de hauteur. Onze ont été tuées, quinze grièvement blessées; et il faut encore ajouter à cette longue liste de victimes trois pompiers et un gendarme, qui, à leur coutume, ont exposé leur vie pour essayer de sauver ces pauvres filles.

Vous imaginez aisément la consternation de la ville entière : « La rue des Filatures, — disaient les journaux du Nord au lendemain de la catastrophe, — est remplie d'une foule émue qui se renouvelle sans cesse. On échange à voix basse de tristes réflexions sur les causes du sinistre. Comment de tels accidents sont-ils possibles? Comment une tourie de benzine, matière inflammable et explosible, a-t-elle pu être laissée sans précautions suffisantes pour prévenir tout risque d'incendie? La pièce dans laquelle travaillaient les ouvrières était située au-dessus des générateurs : n'est-ce pas là une cause continuelle de danger? Mais faites le tour de Roubaix, combien d'établissements sont dans le même cas? N'y a-t-il pas des commissions chargées de surveiller les conditions matérielles du travail dans les fabriques [1] ?..... »

Les habitants de Roubaix sont excusables; sous le coup du malheur qui les frappait, ils ont cherché à établir des responsabilités, car il semble que ce soit un soulagement à la peine de pouvoir en déterminer et en maudire la cause. Mais, véritablement, « les commissions chargées de surveiller les conditions matérielles du travail dans les fabriques » ne pouvaient, hélas! ni prévoir, ni éviter un semblable accident. A bien considérer, en effet, ce douloureux événement, il est évident que tout le mal vient de la subite et folle peur des ouvrières; la moindre réflexion les eût sauvées, en leur permettant d'attendre des secours qui ont été très prompts et très sûrs. Mais dites donc de faire la planche à l'homme qui se noie! Il n'y a pas à raisonner avec la terreur et ce n'est point pour refaire le discours du magister de La Fontaine que j'ai ici rappelé ce drame.

Je crains seulement que ce ne soit une tendance de l'heure présente — et comme une résultante des légitimes réclamations des hygiénistes — de vouloir imposer à

1. Correspondance du *Temps*, 9 novembre 1883.

l'administration une certaine police sanitaire à la fois difficile, responsable et fatalement tracassière. « Je ne puis m'empêcher — écrit un ingénieur (distingué, paraît-il) à un grand journal de Paris à propos de cet incendie, — je ne puis m'empêcher d'appeler à mon aide les journalistes, pour qu'une *agitation* se produise autour de ces faits et que le gouvernement mette à l'étude la question si peu connue de la sécurité due au personnel dans les usines. Vous avez vu maintes fois ces immenses casernes, sortes de prisons où des millions d'êtres viennent s'exténuer pour gagner un salaire souvent insuffisant. Ces fabriques n'ont généralement qu'une issue, un escalier intérieur en bois ou en fer qui se transforme en cheminée au premier feu ; les malheureux sont donc voués à une mort presque certaine, étant donnée la multiplicité des grands incendies dus à des causes nombreuses et mal étudiées. Comment se fait-il que l'administration, qui réglemente les théâtres, n'impose pas des *dévestitures extérieures et incombustibles*, des galeries en fer comme on le fait souvent en Angleterre, ou de vastes escaliers enfermés dans des tourelles extérieures en nombre suffisant. Il y a lieu, certainement, à faire une étude et à élaborer une loi immédiate. Qui la proposera et combien de victimes faudra-t-il sacrifier à l'indifférence générale avant que l'on ait fait quelque chose ?.....[1] » Exagération et confusion. Je crois que « l'indifférence générale » a jusqu'ici sacrifié à l'incendie plus de pompiers que d'ouvriers[2] et qu'on aurait tort de compter le sinistre de Roubaix parmi les accidents du travail. Reste à savoir, en

1. *XIXe Siècle*, 13 novembre 1883.

2. Bertillon cite seulement (*Annuaire statistique de la ville de Paris*) six cas de mort par le feu en 1881 et quatre cas en 1880 ; sur ces dix décès, dont pas un n'est survenu dans une manufacture, il y a trois enfants, un sapeur, un ivrogne, un concierge et trois femmes.

outre, si les industriels ne préféreraient pas liquider leur négoce et aller planter des choux que de reconstruire leurs ateliers sur les plans de « l'ingénieur distingué », qui voudrait « agiter » la presse au profit de la santé publique.

Nos législateurs ont des prétentions plus modestes; ceux d'entre eux, rares, qui s'intéressent à ces questions se sont bien doutés qu'à des exigences excessives les manufacturiers opposeraient les prix des terrains et les devis des architectes. Dans un projet de loi qu'ils viennent de déposer au Parlement — et dont mon maître et ami, M. H. Napias, exposait naguère au Congrès de Rouen [1] les motifs et les avantages — MM. Félix Faure et Martin Nadaud ont demandé que les « manufactures, fabriques, usines, mines, chantiers et ateliers » soient soumis « en tout ce qui concerne leur salubrité et la sécurité des personnes qui y sont employées, à la surveillance d'un corps d'inspecteurs des fabriques également chargé des attributions confiées par la loi du 19 mai 1874 aux inspecteurs du travail des enfants et des filles mineures dans l'industrie ».

Les honorables députés qui ont pris l'heureuse initiative de modifier une législation évidemment incompatible avec notre civilisation compliquée, ont eu pour unique fin la protection du travailleur contre l'insouciance, l'indifférence ou l'incurie des patrons. Sur ce point, les hygiénistes et les économistes sont d'accord avec MM. Félix Faure et Martin Nadaud. Mais, si le but est excellent, les moyens proposés pour l'atteindre nous paraissent, au contraire, essentiellement discutables. Où prendra-t-on demain — si la loi passe — les hommes compétents et nombreux

1. Voir H. Napias. L'inspection hygiénique des fabriques et ateliers. (*Annales d'hygiène publique et de médecine légale*, novembre 1883.)

qu'on chargera de surveiller dans les établissements industriels la ventilation, l'éclairage, les machines, le travail des enfants, tout ce qui concerne, en un mot, l'hygiène générale des ateliers ? Où sont les fonctionnaires, médecins et ingénieurs, qui, préparés par une éducation spéciale, voudront accepter une aussi lourde responsabilité ?

J'ajoute que la mauvaise volonté de certains industriels peut rendre ce métier impossible pour tous ceux qui ne seront pas disposés à soutenir la lutte fameuse des employés de la régie contre les brûleurs d'eau-de-vie ; il est facile de prévoir, en effet, que les industriels dont l'inventaire de fin d'année est la seule préoccupation s'ingénieront à duper le malheureux agent chargé de dénoncer à l'autorité les infractions à un règlement qui, pour être efficace, devra être singulièrement minutieux. Notez que tout accident non prévu par l'inspecteur lui sera naturellement imputé, sinon par la loi, du moins par l'opinion publique. « N'y a-t-il pas des commissions chargées de surveiller les conditions matérielles du travail dans les fabriques ? » demandait hier la population de Roubaix, qui eût trouvé commode d'accuser un fonctionnaire de la négligence d'un commis oubliant, au-dessus d'un bec de gaz, vingt litres de benzine dans une fragile bonbonne.

Est-ce à dire qu'il faille livrer l'ouvrier au patron trop intéressé ? Que la loi n'ait pas le devoir de s'interposer — en quelques cas — entre le « capital » et le « travailleur », pour régler équitablement leurs rapports réciproques ? Non certes. Mais une amende infligée à MM. Dillie frères rendrait-elle la santé et la vie aux trente victimes de l'incendie de Roubaix, et pense-t-on que 500 francs déboursés par ces filateurs au profit du Trésor public empêcheraient demain un ouvrier de Lille ou de Tourcoing de casser par maladresse une tourie de liquide inflammable ? Les punitions et les disgrâces infligées aux officiers directeurs des cartoucheries de l'État ont-elles évité les explosions successives du Mont-Valérien et d'ailleurs ?

En d'autres termes, je crois l'amende inefficace et l'inspection prématurée. Franchement, les hommes aujourd'hui manqueraient, — non point pour solliciter l'emploi, — mais pour le remplir dignement. « Je suis effrayé (m'écrivait dernièrement un des plus brillants hygiénistes de ce temps, qui sera bien étonné de trouver ici cette phrase de sa lettre), je suis effrayé de la responsabilité que les jeunes gens comme nous, qui étudient passionnément l'hygiène, auront à encourir, lorsqu'on les chargera de mettre la main à la pâte... » Voilà la note juste. Grâce au large mouvement que provoquent les associations qui, comme la *Société de médecine publique*, propagent les doctrines nouvelles, l'instruction hygiénique des médecins, des ingénieurs, des architectes et des industriels, se fait rapidement ; mais, et on l'oublie trop, ce mouvement date d'hier.

La question aussi est plus haute et sera moins facilement résolue que par la création d'un corps de fonctionnaires (même suffisant en nombre et en compétence) et par la promulgation d'une loi sévère. Si l'éducation de l'hygiéniste commence, celle de l'ouvrier est à faire entièrement. C'est à lui qu'on doit apprendre par un enseignement de tous les instants, à l'école primaire, à l'école industrielle, à l'école du soir, les règles de la saine hygiène ; c'est à lui qu'on doit confier sa propre sécurité et quand il saura faire la différence entre une usine aménagée comme celle de M. Chaix[1], par exemple, et telles autres que je ne veux pas ici désigner ; quand il com-

1. Voir H. Napias et Martin, *les Progrès de l'hygiène en France*, pages 106 et suivantes.

prendra que le salaire le plus élevé est encore celui qu'on est certain de toucher chaque soir sans crainte qu'un accident d'atelier vienne interrompre le travail, — nous n'aurons que faire d'inspecter les fabriques; nos livres, j'entends ceux de nos maîtres, nos livres suffiront. Et, d'eux-mêmes, par l'inéluctable force de la concurrence, les patrons établiront les dévestitures incombustibles et les charpentes en fer que réclament les ingénieurs.

Mais un semblable résultat est lointain, et théorique pour ainsi dire, tant est lente, malgré toutes les bonnes volontés, la transformation d'un système d'éducation nationale, tant est profonde l'indifférence en quelque sorte professionnelle des ouvriers. M. Napias ne nous contait-il pas un jour à la *Société de médecine publique*, qu'un saturnin, interrogé par lui sur une maladie antérieure, avait répondu en haussant les épaules : « Ce n'était pas une maladie, j'avais seulement le bras gauche paralysé », et qu'un autre lui avait imperturbablement affirmé « que les coliques de plomb ne s'observaient que chez les peintres et qu'elles sont causées par l'essence de térébenthine ? »

En attendant que nous ayons triomphé de cette naïve ignorance, un moyen plus doux, plus sûr à mon avis, que l'inspection et plus conforme aussi à notre régime de liberté, est spontanément mis à la disposition des hygiénistes par un groupe de notables industriels ; car si beaucoup parmi eux dédaignent tout autre souci que celui de leur fortune, il en est d'autres au contraire qui ont l'admirable ambition d'améliorer sans cesse la condition de leurs ouvriers. Une association née au *Génie civil* vient de se fonder à Paris, sous la présidence de M. l'ingénieur E. Muller, pour « préserver des accidents du travail les ouvriers de toutes spécialités ». Je ne saurais mieux faire que de citer l'exposé des motifs de cette association[1] :

« En présence des accidents qui frappent encore si fréquemment les ouvriers, on se demande s'il n'y aurait pas quelque mesure nouvelle à prendre, afin de leur éviter la possibilité de devenir victimes, le plus souvent, de leur propre imprudence ou de leur imprévoyance. On a dit parfois que les assurances par les Compagnies pouvaient provoquer l'insouciance des patrons en couvrant leur responsabilité. Une semblable supposition tombe immédiatement devant la constatation des efforts tentés depuis vingt ans par les industriels pour protéger l'ouvrier contre les accidents de machines, ainsi que du redoublement d'attention et de soins apportés dans la surveillance des ateliers.

« Notre projet ne s'occupe pas seulement du devoir strict du patron, mais il répond encore à un devoir de conscience et d'humanité.

« En consultant les relevés statistiques des blessés ou des victimes du travail, on reconnaît que les accidents de machines ne sont pas les plus nombreux, et que le cas de maladie par intoxication, par inhalation nuisible, ou par absence des conditions hygiéniques les plus élémentaires, sont très fréquents.

« Sans se préoccuper de ce que pourrait obtenir une loi qui mettrait tous les accidents à la charge du patron, les industriels parisiens se font un devoir de s'unir dans un but préventif, de grouper les efforts et les expériences de chacun pour conjurer les accidents, par tous les moyens que la science, soutenue par le dévouement à la cause de l'humanité, est susceptible d'inspirer. Chacun d'eux est

1. M. l'ingénieur Talansier a commenté au Congrès de Rouen les statuts que nous citons ici.

désireux de faire profiter ses confrères de ses observations, et il est permis d'espérer que, grâce à tous ces efforts, l'ouvrier sera efficacement protégé. Il est même à présumer qu'il résultera d'une semblable entente, que les assurances pourront abaisser leurs primes, ou bien augmenter les indemnités qui reviendront à ceux qu'aucune prudence humaine n'aura pu sauver.

« Que la loi reste ce qu'elle est aujourd'hui, ou qu'elle édicte la sévérité, inexplicable au point de vue de l'équité, de rendre responsable le patron sans examen, sans écouter sa défense, sans se rendre compte des faits, *uniquement parce que patron*, il aura pour lui, devenu membre de l'Association projetée, sa conscience; et il sera absous par tous, quand il pourra prouver qu'il a fait tout ce qui était humainement possible. Intervienne la Justice; chaque fois qu'elle rencontrera un industriel, petit ou grand, occupant un ou mille ouvriers, qu'il sera constaté qu'il s'est entouré de tous les avis et conseils fournis par l'expérience, qu'il les a mis à profit, qu'il a loyalement et consciencieusement fait tout ce qu'il y avait de possible pour préserver ceux qu'il occupe, la Justice saura tenir compte de sa sollicitude, tout en restant équitable.

« C'est dans le but d'éloigner et même de supprimer les chances d'accidents dans toutes les espèces d'industries, dans tous les chantiers de travaux publics ou particuliers, partout enfin où il y a travail et danger, que les industriels parisiens se sont groupés en association, à l'exemple de celles qui existent déjà, aux mêmes fins, mais spécialisées, en Angleterre, à Rouen et à Mulhouse. Nous devons signaler les heureux résultats obtenus à Mulhouse par l'Association semblable à celle que nous proposons, laquelle compte déjà seize années d'existence. Ces résultats sont constatés dans le rapport qui vient d'être publié sur l'exercice 1882-83, dans le bulletin de la Société industrielle de Mulhouse, numéro d'avril-mai-juin 1883. »

Les adhérents de la nouvelle association parisienne s'engagent à rechercher les moyens les plus efficaces de préservation en rassemblant les expériences faites par chacun d'eux et en les mettant à profit dans l'intérêt de tous, et ce : « par des inspections fréquentes, par la communication des moyens les plus propres à garantir l'ouvrier, par l'indication des meilleures dispositions réglementaires à adopter, par des publications qui pourront comprendre des articles relatifs à la jurisprudence spéciale sur la matière ». Un autre article des statuts dit encore qu'il s'agirait, moyennant une rétribution modeste des industriels adhérents, de mettre à leur disposition des ingénieurs-conseils en matière d'accidents et de dangers, lesquels leur indiqueraient les mesures de sécurité à prendre suivant les cas.

Sur ce point, je chicanerais volontiers les rédacteurs des statuts. Il est de toute évidence que si les médecins ne sont pas en état de fournir immédiatement au gouvernement un corps constitué d'hygiénistes, les ingénieurs ne sont pas prêts davantage à suffire aux charges que ces nouvelles fonctions entraîneraient. D'autre part, les membres de l'Association reconnaissent « que les accidents de machines ne sont pas les plus nombreux et que les cas de maladies par intoxication, par inhalation nuisible ou par absence des conditions hygiéniques, sont au contraire très fréquents ». Les ingénieurs seront-ils bien compétents pour *conseiller* les industriels dans ces cas et pour connaître des intoxications et des maladies professionnelles? Les médecins et les architectes auraient, n'est-il pas vrai, leur place marquée à côté d'eux. Au surplus, il faudrait même que ces qualifications disparussent complètement devant celle beaucoup plus probante d'*hygiéniste*, que sans doute un diplôme spécial consacrera définitivement un jour. Sous ces réserves, l'Association parisienne des industriels me paraît prendre la véritable et libérale voie pour préserver des accidents du travail les ouvriers de tout âge et de tout métier. Que si, comme le croit M. Napias, le moyen est plus généreux que pratique, il met du moins les industriels dans l'impossibilité de se plaindre plus tard d'une loi que leur incurie aurait rendue nécessaire.

(Décembre 1883.)

LE CONGRÈS DE GENÈVE

Pour n'être ni très connu ni très ancien, le Congrès international d'hygiène n'en a pas moins une importance qui s'affirme chaque jour davantage. Inauguré à Bruxelles en 1876, il s'est successivement réuni à Paris, — où peut-être il a passé un peu inaperçu dans le grand mouvement de l'Exposition universelle, — à Turin il y a deux ans, à Genève enfin cette année.

Déjà en 1852 les Belges avaient provoqué une réunion analogue, mais cette tentative resta isolée et sans résultats bien sensibles. De la session de 1876 date au contraire une institution durable, de plus en plus prospère et dont il serait facile de montrer la bienfaisante et large influence.

Nous étions six cents environ à Genève ; il y avait parmi nous un grand nombre de Français et de Suisses, des Allemands, des Anglais, des Autrichiens, des Belges, des Bulgares, des Espagnols, des Grecs, des Hollandais, des Hongrois, des Italiens, des Portugais, des Polonais, des Roumains, des Russes, des Serbes, des Suédois, des Brésiliens, des Canadiens, des Mexicains et des citoyens des États-Unis ; presque tous étaient médecins ou professeurs, les autres architectes, ingénieurs, chimistes, juristes, journalistes, économistes, pharmaciens, administrateurs ou vétérinaires.

C'est un joyeux petit vieillard de quatre-vingt-deux

ans, sémillant et alerte, d'une bonhomie charmante et d'une singulière verdeur d'esprit, le vénérable docteur H.-Cl. Lombard, de Genève, qui, flanqué de deux douzaines de présidents d'honneur choisis parmi les représentants des principales nations d'Europe et d'Amérique, dirigeait le Congrès.

Après les deux heures traditionnellement destinées aux discours de bienvenue et aux compliments réciproques, le Congrès s'est mis à la besogne : il avait à étudier de grosses questions comme la phtisie pulmonaire, l'alcoolisme ou les microbes, qui sont d'un intérêt général, et une foule de questions spéciales. Les séances publiques du soir ont été consacrées aux premières ; les séances particulières du matin aux secondes, moins importantes.

M. Pasteur avait été invité à venir exposer lui-même ses théories et ses découvertes sur les microbes et les vaccins.

Le nom seul de l'illustre professeur de l'École normale avait attiré dans la vaste et belle « aula » de l'Université un public empressé et curieux d'entendre un aussi célèbre enseignement. Quand le docteur Lombard a prié notre compatriote de prendre sur l'estrade d'honneur la place qui lui était réservée, l'assistance respectueuse l'a longuement acclamé, — avec cet enthousiasme un peu ému des foules qui saluent un maître.

« Messieurs, — a dit Pasteur, — le comité directeur de ce Congrès, sachant que je devais passer le temps des vacances dans le Jura, à quelques heures de votre belle ville de Genève, a eu l'obligeance de me convier à vous faire une communication sur *l'atténuation des virus*. J'ai accepté avec empressement, heureux de me trouver un instant l'hôte d'un peuple ami de la France, amis des bons comme des mauvais jours. Je nourrissais d'ailleurs l'espoir de me rencontrer ici avec des contradicteurs de mes travaux de ces dernières années. Si les Congrès sont un terrain de discussions courtoises, nous sommes tous ici animés d'une passion supérieure, qui est celle du progrès et de la vérité. »

Et simplement, comme s'il eût parlé à ses élèves de l'École normale ou à ses collègues de l'Institut, M. Pasteur nous a conté ses premières recherches sur les microbes du choléra des poules et ses récentes découvertes sur ceux de la rage et de la fièvre typhoïde des chevaux.

Ces microbes sont d'étranges petits organismes, indéfinissables quant à leur nature, à peine visibles avec nos plus puissants microscopes, et dangereux au point de développer par leur multiplication certaines maladies exceptionnellement graves et rebelles à toute thérapeutique. M. Pasteur ne leur fait pas la chasse pour les classer ou les dénommer à la manière des naturalistes ; il se propose de les élever, de les domestiquer en quelque sorte, jusqu'au jour où, abâtardis, fatigués, inoffensifs, ils pourront être inoculés, — comme le vaccin de la petite vérole, — et préserver de la maladie virulente que, libres et vigoureux, ils eussent sûrement donnée : c'est ce qu'il entend par « faire une *culture* ».

Le premier microbe sur lequel il a opéré est celui d'une maladie assez commune dans nos basses-cours et qu'on appelle choléra des poules, probablement parce qu'elle n'a avec le choléra aucune espèce d'analogie. Il prenait une goutte de sang d'un animal atteint (cette goutte contenait naturellement les germes du microbe de la maladie étudiée), et la transportait dans un liquide favorable au développement de ces mystérieux animalcules ; puis, à la façon des homœopathes qui fabriquent une dilution, il cultivait une goutte de la première culture dans un second liquide, une goutte de la seconde culture dans un troisième liquide, et ainsi de suite. Peu à peu, la virulence (j'entends la force de communication de la maladie) des microbes obtenus par cette méthode allait s'affaiblissant. A un moment donné, la maladie qu'ils développaient devenait si bénigne que les poules inoculées en souffraient à peine ; c'était alors une indisposition comparable à notre fièvre de vaccin, qui les préservait de leur choléra comme le *cow-pox* nous préserve de la petite vérole.

M. Pasteur a voulu savoir la raison de cette dégénérescence des microbes cultivés, se doutant bien que, lorsqu'il connaîtrait la cause de leur faiblesse, il aurait entre les mains une méthode générale d'atténuation applicable à tous les virus. Il pense aujourd'hui l'avoir découverte, et c'est le résultat de ses expériences sur ce point qu'il a communiqué au Congrès.

Depuis ses observations sur le choléra des poules, l'éminent chimiste a encore cultivé et atténué le microbe du charbon, — *bacillus anthracis!* — le microbe de la fièvre typhoïde des chevaux, et naguère enfin le microbe de la salive, qu'il a trouvé en cherchant celui de la rage dans la bave d'un enfant mort hydrophobe à l'hôpital Sainte-Eugénie. De ces dernières recherches, très minutieuses et patientes, M. Pasteur conclut qu'il faut attribuer à l'oxygène de l'air l'action atténuante qui transforme les virus en vaccin, action variable avec la température et le milieu.

Il est inutile d'insister sur les immenses conséquences d'une semblable découverte, — que quelques savants, d'une sincérité contestable, ont pourtant attaquée avec une extrême violence. A la tête de cette rageuse école, évidemment jalouse de toute suprématie française, se trouve le docteur Koch, un jeune physiologiste de Berlin, que des travaux heureux sur les microbes du charbon et de la tuberculose ont rapidement mis en évidence. Il était parmi ceux qui écoutaient M. Pasteur, et nous espérions qu'il prendrait après lui la parole pour soutenir publiquement ses opinions, sinon pour renouveler ses discourtoises critiques. M. Pasteur l'y avait, d'ailleurs, invité avec une rude franchise, et nous nous attendions un peu à une discussion magistrale, tout hérissée de solides arguments et d'indéniables preuves.

Mais M. Koch a dédaigneusement refusé de répondre : « Je pensais, a-t-il dit *en allemand*, trouver quelques faits nouveaux dans le mémoire que vient de lire M. Pasteur; je n'en trouve aucun. Je pense en outre que ses travaux n'intéressent pas suffisamment les hygiénistes pour qu'il soit utile de les discuter ici. » M. Pasteur a fort justement répliqué que sa communication portait, au contraire, sur des observations inédites, et il a terminé en donnant quelques chiffres significatifs : sur 350,000 moutons, 40,000 bœufs et 35,000 chevaux vaccinés jusqu'ici par ses procédés, on a perdu seulement 1,132 moutons et 20 bœufs.

A l'admirable élan de sympathie qui a accueilli cette simple explication de notre compatriote, les Prussiens qui étaient dans la salle ont pu juger de l'universelle estime dont il est honoré.

L'étude de la phtisie pulmonaire était à l'ordre du jour de la troisième et de la quatrième séance publique.

Il y a longtemps qu'on soupçonne cette terrible maladie d'être contagieuse, c'est-à-dire susceptible de se transmettre de l'homme malade à l'homme sain, soit par le contact immédiat du malade, soit par le contact de ses vêtements ou de ses effets. Cette vieille hypothèse est aujourd'hui défendue par des physiologistes du plus grand mérite, qui, comme le docteur Koch, croient avoir découvert le principe virulent — le microbe — de la tuberculose. Le professeur Corradi, de Pavie, pense que, sans préjuger rien de la certitude de ces suppositions, il convient de traiter la phtisie pulmonaire comme une maladie suspecte, et il a proposé au Congrès de conseiller, entre autres mesures prudentes, la création d'hospices exclusivement réservés aux tuberculeux. Le docteur Leudet, de Rouen, et le professeur Vallin, de Paris, lui ont fait à propos remarquer qu'on n'isolait pas un phtisique, malade souvent pendant de longues années, comme un varioleux qui n'est dangereux qu'un mois ou cinq semaines; il serait plus immédiatement pratique d'installer loin des villes, sur le littoral méditerranéen par exemple, des asiles de retraite où l'on enverrait les malheureux poitrinaires qui encombrent nos hôpitaux.

Mais si la nature intime de la tuberculose n'est pas certaine, y a-t-il au moins un moyen d'enrayer sa marche? Ce moyen bien connu, moins bien appliqué, consiste à soumettre les malades à certains climats spéciaux. « S'il est établi, dit Jaccoud, que, dans des régions déterminées, la tuberculose épargne complètement les indigènes, ou ne les atteint que dans une proportion notablement inférieure à la moyenne ordinaire, il est bien clair par là même qu'il y a antagonisme entre l'indigénat de ces régions et le développement de la maladie; s'il est établi, en outre, que ces lieux privilégiés se distinguent des localités voisines moins heureuses, uniquement par les conditions propres de leur climat et non par une différence dans la manière de vivre de la population, il faut alors admettre que les conditions climatériques sont précisément la cause de l'immunité signalée... Et parmi les éléments divers, dont la réunion constitue le climat, quel est celui qui est le plus directement en rapport avec cette immunité ? La réponse est formelle, c'est l'altitude. »

Tel est aussi l'avis du docteur Lombard, dont les observations sur les *sanatoria* de la Suisse ont beaucoup contribué à généraliser cette notion du climat et de l'altitude. Il estime avec raison qu'un séjour temporaire ou permanent à 1,500 mètres au-dessus du niveau de la mer, exerce une action stimulante sur toutes les fonctions ; la digestion et la circulation s'accélèrent, les inspirations deviennent plus fréquentes, plus profondes, et il en résulte une augmentation dans le volume de la poitrine. Mais, après 2,000 mètres, on observe ces phénomènes de vertige et d'asphyxie auxquels les voyageurs ont donné le nom de *mal des montagnes*, et qui sont restés mal définis jusqu'aux mémorables expériences de M. Paul Bert. Il eût été facile à M. Lombard d'ajouter le résumé de ces expériences au rapport sur l'*influence des altitudes* qu'il a présenté au Congrès ; il a préféré demander à M. Paul Bert de venir les exposer lui-même. Nous y avons gagné d'entendre une des plus belles leçons de vulgarisation qu'ait jamais faites le grand physiologiste français.

Après s'être courtoisement excusé de prendre la parole pour ne parler que de lui, il a rapidement indiqué les opinions successivement émises sur le mal des montagnes ; opinions contradictoires, ne reposant sur aucun fait précis, et qu'il était nécessaire de contrôler par l'expérience.

La recherche n'allait pas sans quelque péril.

Enfermé dans une chambre soigneusement close, où l'air raréfié avait été amené à une pression correspondante à celle des plus hautes montagnes, M. Paul Bert constata qu'il pouvait y vivre commodément, à condition pourtant de respirer une certaine quantité d'oxygène. Il en conclut que l'asphyxie des altitudes était due à la désoxygénation du sang. Le sang, en effet, contient de l'oxygène intimement lié (combiné, comme on dit en chimie) à sa matière colorante rouge, l'hémoglobine. N'est-il pas dès lors évident qu'une dépression barométrique détruit cette combinaison, puisqu'il suffit, en pareil cas, de restituer artificiellement son oxygène à l'hémoglobine pour éviter tout accident ? Quels que soient les dangers graves, mortels parfois, que présentent aux voyageurs les hautes altitudes, il est possible pourtant de s'y acclimater et d'y vivre, puisqu'on trouve à 4,000 mètres au-dessus du niveau de la mer, à la Paz, par exemple, ou à Mexico, des populations indigènes. M. Paul Bert explique très ingénieusement cette intéressante adaptation de l'homme au milieu, par une modification dans les propriétés absorbantes du sang qui, plus riche en hémoglobine, deviendrait plus avide d'oxygène. Et voyez à quel point tout se tient en science. Si les suppositions de M. Paul Bert sont exactes, nous pouvons désormais dédaigner les sinistres prophéties des astronomes qui présagent à notre espèce une mort fatale. Il est probable, en effet, qu'au lieu de souffrir de l'abaissement progressif de la pression atmosphérique, nos descendants, comme les montagnards, se maintiendront en harmonie constante avec elle. Consolante hypothèse sur laquelle M. Paul Bert a terminé son éloquente démonstration.

Je ne saurais analyser ici toutes les questions qui ont encore été présentées au Congrès ; elles étaient d'importance différente et fort nombreuses, — trop nombreuses, dirais-je presque. Imaginez que, dans la section d'hygiène appliquée, on en avait mis douze à l'ordre du jour alors que l'interminable discussion sur les eaux d'égout eût largement suffi à occuper toutes les séances. C'est là une erreur véritable que, sans doute, les organisateurs de la session prochaine ne manqueront pas d'éviter.

Seule peut-être la section d'hygiène scolaire a scrupuleusement suivi le programme qu'on lui avait à l'avance tracé. Ses études étaient à la vérité moins complexes ; il s'agissait là seulement de « l'enseignement de l'hygiène », de « l'inspection médicale dans les écoles », des « déformations du corps pendant la période scolaire », des « causes qui rendent les enfants difficiles dans leur éducation », du « traitement des maladies parasitaires de la peau », de « l'influence des programmes scolaires sur la santé des enfants » ; — tous sujets qui ne prêtent point à des développements exagérés et que MM. Castella, Napias, Dally, de Sikorsky, Gibert et Kuborn ont pu traiter assez complètement.

Mais, dans la section d'hygiène générale, il a fallu laisser de côté des rapports qui, comme celui de M. A. J. Martin « sur l'administration de la santé publique dans les divers États », s'imposaient à l'attention d'un Congrès International. Nous y avons, en revanche, approfondi la question de l'utilité du « repos hebdomadaire », qu'une Société suisse voudrait — au nom de la santé publique — imposer à tout le monde, *etiam manu militari!* Repos hebdomadaire, lisez : repos du dimanche, et cherchez, derrière cette tentative de compromettre la science dans un débat religieux, l'influence d'un clergé aussi intrigant en Suisse qu'ailleurs. « Proudhon était plus tolérant ! » a dit gaiement à ces apôtres du dimanche le docteur Napias ; et cette boutade du spirituel hygiéniste parisien était bien le seul argument qu'on pût opposer à leur excessive prétention.

MM. Roulet, conseiller d'État de Neufchâtel ; Challand, médecin-aliéniste de Lausanne; F. Lombard et Rochat, de Genève, sont venus demander aux membres de la première section un remède contre l'alcoolisme, dont les progrès incessants préoccupent vivement tous ceux qui, en Suisse, ont souci de l'avenir du pays.

M. Alglave leur a proposé de donner le monopole du commerce des alcools au gouvernement, qui s'engagerait à ne mettre en circulation que des produits chimiquement purs, — plus purs, espérons-le, que les tabacs, dont il s'est, en France, réservé la vente exclusive. M. Landowski affirme que l'expérience a été faite en Russie et que le Trésor seul, non la tempérance, a bénéficié de cette mesure. M. de Theresopolis, délégué brésilien, voudrait remplacer l'eau-de-vie par le café (le café du Brésil, naturellement); mais il n'a pas pris soin de consulter les ivrognes sur l'opportunité de sa réforme, et c'est en définitive le système du docteur Roulet (interdiction par l'État de toute fabrication d'alcool frelaté) qui a rallié la majorité des suffrages.

Nous avons encore entendu dans la section d'hygiène générale : M. le professeur Arnould, qui a résumé ses dernières recherches sur la fièvre typhoïde; M. Fauvel, inspecteur général de nos services sanitaires, qui a indiqué les excellentes précautions prises par lui contre l'invasion du choléra en Égypte; M. Layet, qui a soutenu, et M. Rochard, qui a combattu, l'utilité d'une convention hygiénique internationale pour garantir l'Europe de la fièvre jaune.

A la section d'hygiène publique, le colonel Ziegler, médecin en chef de l'armée fédérale, a victorieusement prouvé que nous sommes tous, en France et en Espagne, en Belgique et en Italie, désastreusement chaussés, et que nous devrions remplacer nos élégantes bottes pointues par des souliers plus « rationnels », construits à la forme du pied ; nous contribuerions ainsi à la suppression de ces malformations qui, en Suisse, immobilisent annuellement 700 à 800 hommes (soit 6 p. 100) de l'effectif militaire. M. Roth, de Londres, va plus loin. Il voudrait réformer les bas, pour supprimer les pieds plats. En Angleterre !... Il ne paraît pas qu'il ait réussi, si j'en juge par les « confortables » bottines de *misses* qu'il a exposées.

Le Comité d'organisation avait chargé M. le professeur Vallin de présenter au Congrès le résultat de ses observations sur « la désinfection de la chambre des malades à la suite des affections contagieuses » ; sujet familier au savant directeur de la *Revue d'hygiène*, qui vient de publier un remarquable « Traité des désinfectants ». M. Vallin pense que les règlements de police devaient assurer la désinfection de la chambre et des effets contaminés par la variole, la scarlatine, la rougeole, la diphtérie, la fièvre typhoïde, le typhus ou le choléra. Cette désinfection serait particulièrement nécessaire dans les hôtelleries et dans les garnis.

« Voici un enfant, dit-il, qui prend la variole ou la diphtérie ; ses parents sont les concierges d'une maison où demeurent huit ou dix ménages. Peut-on tolérer que cet enfant parcoure toutes les phases de sa maladie dans l'unique chambre qui constitue la loge de la maison ? Chaque jour, un grand nombre de personnes, amis, domestiques, fournisseurs, entrent dans cette loge et sont susceptibles d'aller porter des germes contagieux dans tous ces ménages, dont chacun comporte sans doute plusieurs enfants. Est-ce que chacun de nous, père de famille, ne protesterait pas si l'on imposait sous ses yeux ce danger à ses enfants ? Certes, nous reconnaissons combien il est désagréable et difficile de porter une atteinte, même légère, à la liberté individuelle, d'intervenir d'une façon quelconque dans la vie privée des citoyens. Mais l'intérêt public doit prévaloir sur les convenances personnelles et ce serait bien le cas de répéter, une fois de plus : *Salus publica suprema lex esto.* »

Il faut mettre à l'actif des travaux de la seconde section les communications de M. Bourneville sur les « écoles d'infirmiers », de MM. Drouineau et Julliard sur les « baraquements hospitaliers », de MM. Armaingaud et d'Espine sur « les hôpitaux maritimes pour les enfants rachitiques »; et, dans le genre funèbre, les propositions du docteur Gosse sur « le choix d'un terrain pour cimetière », et du docteur Pini sur « la crémation ». Ai-je besoin d'ajouter qu'à la demande de M. Kœchlin-Schwartz, qui poursuit infatigablement son œuvre, le Congrès a émis le vœu « que tous les gouvernements, rendant hommage aux principes de liberté et se conformant aux lois de l'hygiène, fassent disparaître les obstacles législatifs qui dans certains pays s'opposent encore à la crémation facultative »? En vérité, je vous le dis, M. Kœchlin aura le dernier mot; nous serons *crémés* un jour ou l'autre, « par permission des autorités ».

Chaque fois que M. Durand-Claye, M. Émile Trélat, M. Guéneau de Mussy, M. Brouardel et M. Vidal se rencontrent, — et cela arrive au moins un jour par mois, à la *Société de médecine publique*, — ils entament l'éternelle discussion de l'évacuation des vidanges parisiennes.

— Tout à l'égout ! dit M. Trélat.

— Impossible ! répond M. Brouardel; vous n'avez ni eau ni pente !

— Prenez mon ours ! insinue M. Durand-Claye, qui songe aux superbes carottes de la plaine de Gennevilliers.

— Canalisons ! s'écrie le docteur Vidal.

Et la lutte commence.

Lorsqu'ils se sont retrouvés à Genève, ces messieurs n'ont eu garde de modifier leur vieille habitude. Pendant trois séances, ils ont magnifiquement argumenté et peut-être ils allaient conclure quand on les a séparés. Il ne restait plus alors que quatre heures à MM. Rollet pour parler de « l'influence des filtres naturels sur les eaux potables » ; Pagliani, pour détailler ses « recherches météorologiques » ; Bourri, pour développer « quelques points de l'hygiène des habitations ». Les six autres membres inscrits dans la troisième section attendront leur tour de parole jusqu'à la session de 1884.

J'allais oublier la démographie, rattachée au Congrès d'hygiène par une décision prise à Turin en 1880. Cet « art de décrire les sociétés humaines » est devenu respectable depuis que Bertillon en France, Bodio en Italie et Kummer en Suisse, ont remplacé les statisticiens du temps jadis.

Voici comment M. Jacques Bertillon, chargé d'un cours de démographie à l'École d'anthropologie, en comprend l'enseignement : « Toute étude démographique, dit-il, doit être précédée d'une étude géographique succincte du pays considéré. La climatologie, la nature du sol et son emploi (champs, prairies, forêts, etc.), la race des habitants définie par les données anthropologiques (tailles, mesures anthropométriques, langues parlées), leurs professions, leurs logements, leurs vêtements, leur nourriture et leurs boissons seront également étudiés. Mais il importe de n'employer dans ces recherches que des statistiques rigoureusement précises, et les démographes devront pouvoir les contrôler et les discuter. Il y a lieu encore, pour connaître une population, de calculer la proportion des naissances, celle des mariages, celle des émigrations et celle des décès.

« Ces calculs, en apparence si ingrats et si stériles, soulèvent une foule de questions morales, politiques et scientifiques. Exemples :

« Sous quelles influences se multiplient les naissances illégitimes? Dans quel pays, dans quelles conditions les légitimations sont-elles plus nombreuses? Pourquoi les naissances illégitimes sont-elles si rares en France? A quel âge se marie-t-on? Pourquoi les veufs sont-ils plus disposés à se marier que les célibataires? Dans quelles conditions les divorces deviennent-ils fréquents? Quelles sont les professions les plus salubres? quelles sont les plus pernicieuses? Quelle est la fréquence des principales maladies? des principales infirmités? Dans quel pays les rencontre-t-on surtout?... »

Ces problèmes, que la démographie pose et résout, ces chiffres éloquents qu'elle nous donne à apprécier, disent assez l'attrait qu'une pareille science peut avoir pour des travailleurs épris de logique et de méthode. Labiche lui-même n'oserait plus railler les démographes; ils ont aujourd'hui renoncé à calculer le nombre des veuves plus ou moins douteuses qui traversent chaque jour le Pont-Neuf, et leurs travaux rendent des services constants aux administrateurs, aux économistes et aux médecins.

Les organisateurs genevois du Congrès avaient eu l'excellente idée d'installer une exposition d'hygiène non loin de l'Université où se tenaient les séances. Nous avons remarqué dans cette collection des appareils envoyés par la ville de Paris et le département de la Seine, les mobiliers scolaires de MM. Elsæsser et André, — celui-ci très simple, celui-là plus compliqué; le pavillon d'école à éclairage unilatéral du professeur Trélat, les plans d'hôpitaux et de casernes de l'ingénieur Tollet, les matériels d'ambulance de la Suisse et de la France, et enfin la « mère artificielle » du docteur Tarnier, destinée aux bébés trop faibles pour supporter les variations de la température. « Cette exposition, comme l'a dit M. A. J. Martin, dans le remarquable rapport qu'il a lu au nom de la Commission à la séance de clôture du Congrès, a eu un très grand succès, dont il faut faire honneur à la population genevoise, au développement que ses édiles ont donné à l'instruction et au désir d'apprendre, et aussi au chaleureux appel qu'ils lui adressaient à l'ouverture de cette session, lorsqu'ils lui faisaient si bien comprendre dans quel but nous étions ici. »

Avant de se séparer, le Congrès avait à décerner un prix de 2,500 francs décerné, par le Conseil provincial de Turin, au meilleur ouvrage sur l'hygiène des populations des campagnes. Les érudits de tous les pays étaient admis à concourir. C'est à un médecin de la marine française, M. le docteur Layet, professeur à la Faculté de Bordeaux, que le jury international a dû donner la récompense, — à l'unanimité des voix, — pour son livre sur la *Vie matérielle des campagnards en Europe*. Parmi les autres volumes dont le Congrès a provoqué la publication, il faut signaler celui des deux jeunes secrétaires de la Société de médecine publique, MM. Napias et A. J. Martin, sur les *Progrès de l'hygiène en France de 1878 à 1882*, œuvre précieuse, extrêmement complète, d'une netteté rare, et qui a valu à ses auteurs les félicitations publiques du président Lombard, parlant au nom de tous.

Les réceptions et les fêtes qui accompagnent toujours un Congrès ont eu, à Genève, un caractère spécial de cordialité franche et simple.

Nous avons « lunché » tous les soirs. Au théâtre d'abord

(le jour même de notre arrivée), où le Conseil municipal nous a reçus officiellement; à l'établissement hydrothérapique de Champel, merveilleusement situé dans un parc au-dessus de l'Arve; chez Mme Eynard, dont le comité d'organisation avait voulu nous faire visiter l'admirable château; chez M. de Candolle, qui avait illuminé en notre honneur son beau jardin du Vallon; à Montreux enfin et à Évian. Mais cette excursion mérite plus qu'une simple mention. Pendant une journée tout entière, et par un superbe temps, nous avons côtoyé, sur le grand vapeur le *Mont Blanc*, les rives pittoresques du lac Léman. A Évian, où l'on nous attendait, la table avait été dressée sur les terrasses de l'hôtel des Bains ; c'est là que cinq cent soixante « congressistes » ont déjeuné de bon appétit en face de la belle nature. Le café pris, nous nous sommes embarqués de nouveau pour aller voir au Bouveret l'embouchure boueuse de ce torrent qui devient, à partir de Genève, un des fleuves les plus majestueux de la France. A cinq heures, nous arrivions à Montreux, après avoir salué en passant le vieux château de Chillon, que Byron a chanté. A six heures, nouveau banquet offert par les autorités du canton de Vaud, et dès la nuit tombée, dernier embarquement pour aller admirer de la rade l'embrasement féerique de la côte.

A minuit nous rentrions ravis à Genève et prêts à répéter ce que l'aimable et enthousiaste sénateur italien Pacchiotti disait au docteur Lombard, en lui remettant les pouvoirs de président du Congrès : « La Suisse est le lieu de repos de tous ceux qui sur cette terre ont besoin de croire et d'espérer... »

Tel a été le quatrième Congrès international d'hygiène. En 1884, il se réunira à La Haye. Nous comptons beaucoup sur cette session prochaine; mais, quel que soit l'accueil que nous réservent nos amis de Hollande, il n'effacera pas dans nos souvenirs celui du peuple doux, hospitalier et courtois, dont nous venons d'être pendant huit jours les hôtes.

(Octobre 1882.)

P.-S. — Pour être rigoureusement complète, cette *Chronique de l'hygiène en 1883* devrait évidemment comprendre l'analyse de toutes les questions importantes discutées pendant l'année à l'Académie de médecine ou dans les Sociétés d'hygiène.

Mais il nous a paru qu'il y avait lieu de distinguer parmi ces questions celles qui sont d'un intérêt général, qu'on peut toujours traiter avec profit (comme par exemple l'*allaitement artificiel*, le *microbe de la tuberculose*, la *construction des hôpitaux* ou les *accidents causés par le tabac*), et celles que quelque gros événement jette brusquement dans les préoccupations publiques.

Nous nous sommes donc uniquement laissé guider par l'actualité, dans la certitude où nous étions de retrouver plus tard sur notre route les sujets aujourd'hui laissés dans l'ombre. Nous avons pourtant cru devoir ajouter à ce volume deux articles publiés en 1882, sur la *Fièvre typhoïde* et sur le *Congrès de Genève*[1].

Il est un fait encore que nous nous ferions scrupule de passer ici sous silence : c'est l'annexion d'une sous-section d'hygiène à l'*Association française pour l'avancement des sciences*. Cette sous-section a été inaugurée le 16 août 1883, au Congrès de Rouen ; elle était présidée par M. le docteur J. Rochard. MM. Du Mesnil, Alglave, A. J. Martin, Motet, Dally, Pennetier, Pabst, Vallin, Girard, Layet, Lunier, Leudet, Bonnafont, Limousin, Durand-Claye, Maurel, Talansier, Napias, Laurent et Dubrisay y ont successive-

1. Cet article a été publié dans la *Nouvelle Revue*.

ment pris la parole et le succès de cette innovation a été tel que le Conseil d'administration de l'Association s'est empressé de transformer la jeune sous-section en « Section d'hygiène et de médecine publique ». Désormais les hygiénistes français sauront où se rencontrer une fois l'an pour rapprocher leurs observations et préparer les travaux des Congrès internationaux d'hygiène.

TABLE DES MATIÈRES

Paris. — Imp. de l'Art, J. Rouam, 41, rue de la Victoire.

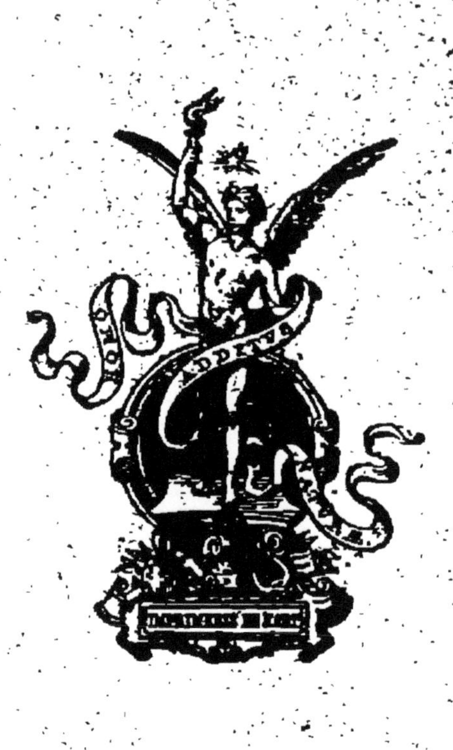

www.ingramcontent.com/pod-product-compliance
Ingram Content Group UK Ltd.
Pitfield, Milton Keynes, MK11 3LW, UK
UKHW012213240726
13966UKWH00002B/732

9 782012 477704